医务人员从业行为规范与接诊艺术

汤先忻　邵海亚　编著
张前德　主审

科学出版社
北京

内 容 简 介

我国医疗卫生体制改革已进入深水区，人民大众对医疗卫生的需求和我国目前医疗行业的服务水平之间的矛盾已成为当前社会的主要矛盾之一。部分媒体津津乐道于医患矛盾，似乎一所医院医疗质量的优劣主要是由医务人员的服务态度来决定的。本书根据职业医师执业行为的要求，提出临床工作中应该注意的主要问题，比如医生和患者的权利与义务、知情同意是执业的基本功、当前我国医患关系存在的突出问题、执业医师要熟悉国家基本药物制度和医保政策以及诊疗活动中的谈话艺术。本书还简单介绍了几种疾病的接诊技巧和对当今卫生热点问题的探讨。

鉴于本书介绍的是临床工作中的常见问题，可供医学院校学生教学使用，亦可在职业医师培训中使用，期望本书的发行有助于临床实践并盼得到广大读者指正。

图书在版编目(CIP)数据

医务人员从业行为规范与接诊艺术/ 汤先忻，邵海亚编著. —北京：科学出版社，2016.12

ISBN 978-7-03-051308-3

Ⅰ.①医… Ⅱ.①汤… ②邵… Ⅲ.①医药卫生人员–行为规范 ②临床医学–基本知识 Ⅳ.①RI92 ②R4

中国版本图书馆 CIP 数据核字(2016)第 322699 号

责任编辑：赵炜炜　胡治国 / 责任校对：赵桂芬
责任印制：张　伟 / 封面设计：陈　敬

斜 学 出 版 社 出版
北京东黄城根北街 16 号
邮政编码：100717
http://www.sciencep.com

北京京华虎彩印刷有限公司 印刷
科学出版社发行　　各地新华书店经销

*

2016 年 12 月第 一 版　　开本：B5　720×1000
2018 年 1 月第二次印刷　　印张：8 1/2
字数：164 000

定价：**49.80 元**

（如有印装质量问题，我社负责调换）

前　言

医患矛盾由来已久，这本不是中国特色社会主义初级阶段的特有问题，但是近年来大有升级之势，愈演愈烈。今天的医院绝不仅是当年人们寻医问药的场所，而是各类社会问题集中反映的中心，医院除了有保安还有公安，医生不仅会看病还出现腐败现象，医生自己被职称、课题、论文搞得精疲力尽，也曾被患者、医药代表围得水泄不通。医院不仅是公益事业还要保证盈利，医院尽管缺钱但是房子越盖越大，院长不但要熟悉本院的职工，而且要和政府官员以及企业管理者们处理好关系。院长们陷入多种矛盾之中，但难有破解之策。这就是今天部分医院之现状。

医患矛盾的本质是什么？为什么在提倡和谐社会的今天反倒成了社会问题？本书结合我们多年从事临床工作的体会，参考了大量资料，特别是在和临床一线医生的交流中使我们产生写作本书的动机。目前有些高校正在开设这方面的课程，但由于任课教师缺少临床工作的经历，甚至把它作为思想政治教育课程由社科部老师承担，这不免有些南辕北辙，难以达到应有效果。医患矛盾尽管涉及大量社会问题，但是作为临床工作的一部分，则只能从临床的角度，从职业医师的执业规范来研究，因为其他研究都是无解的。

本书写作期间，请部分高年资临床医生和医院管理人员阅览并提出了许多宝贵意见，南京医科大学原副校长、康达学院院长张前德教授逐篇审阅，孟国祥、李秀连、刘锡恩等教授均提出有益的修改意见，在此对他们表示感谢。

由于临床工作是高水平、高技术、高负荷、高风险和高度责任性的工作，临床结果是不可推倒重来的，人命关天，需要慎之又慎。希望本书对于即将走上临床的年轻医生坚持职业操守有所帮助，也希望在职业医师培训中能够引起注意。本书若有不当之处敬请批评，我们将在再版时，努力修正。

汤先忻　邵海亚
2016 年 7 月于江苏连云港

目　录

第一章 概　述

医生作为公民，享有宪法、法律和法规规定的一切公民权利，负有相应的法律义务。当公民依法取得医师资格，并经卫生行政部门注册准予从事医疗、预防、保健工作时，他（她）在执业活动中的权利与义务，是对医师执业进行法制管理的前提和基础。

医学是一门存在技术缺陷的探索性学科，虽然现代医学飞速发展，但仍有很多疾病无法治愈。由于医学的局限性，任何治疗方案总是各有利弊，难以尽善尽美。因此，"两害相权取其轻"是医疗行业遵循的基本原则。尤其是面对危重患者，医生必须冒险抢救生命。但是，冒险有两种可能性：一是病情好转后柳暗花明；二是病情恶化后险象丛生，甚至死亡。而现代医学的发展就是在一次次冒险中日臻完善的。

从长远来看，医生越是勇于冒险，患者越是受益。但是，医生的勇气在很大程度上取决于患者的态度。医生的职业道德要求在危重患者面前，只要有1%的希望，医生会尽100%的努力。可在医患关系恶化的今天，即便患者有90%的希望，医生也会犹豫不决。因为在不良的就医环境中，有的患者不理解医学的特殊性，动辄闹医院、告医生、要赔偿，甚至大打出手，危及医护人员的生命安全。一些患者认为，既然花了钱，就应该把病治好；如果治不好，就是医生未尽责。还有一些患者在术前通情达理，也明白手术的风险性，然而一旦出现意外，则立刻就翻脸不认人。

一般来讲，患者及其家属入院后的心态经过三个阶段，第一阶段入院时，特别对于重病和急症患者，家属往往不会对医院提出任何要求，只要治病救命就行，至于住什么病房，用什么药，做什么检查，一切听医生安排；第二阶段，病情稳定后，家属往往对用药、检查、甚至于病床等花费会提出质疑；第三阶段，病愈出院，是矛盾的高发期，患者及其家属不仅会对各种治疗费用提出质疑，甚至对于各种检查的必要性，使用药物的有效性提出质问，对医护人员的态度也计较起来。在经历了无数次的伤害之后，医生被迫学会了自我保护。面对患者，医生不仅要顾及技术上的风险，还要考虑法律上的风险。有时，他们宁可无所作为，也不愿官司缠身，"过度防卫"成为普遍现象。

当前，我国正处于社会转型期和矛盾凸显期，医患纠纷的原因错综复杂，主要原因为医疗法律制度不健全、医疗体制不完善、医疗保障水平仍较低、医疗机构服务水平不高、医患之间沟通不畅、舆论宣传导向失之偏颇等。

此外，医疗卫生资源短缺和配置不均衡也难辞其咎。我们常常引以为荣的"用全球 2%的医疗卫生资源服务了 20%的世界人口"就是典型例证。一些患者把疾病的痛苦、经济压力、社会不公带来的不良情绪，统统转嫁到医务人员身上。由此可见，医患矛盾的根源并不完全在于医患本身，还在于医疗体制不完善。只有建立覆盖全民的医疗保障制度，让更多的家庭摆脱灾难性医疗支出，才能从根本上减少医患冲突。

生活经验告诉我们，越是亲密的关系，越容易受伤，医患关系尤其如此。当前，维权渠道不畅，维权成本过高也是医患矛盾升级的重要原因。一连串伤医悲剧的不断爆发，凶残的屠刀下，淋漓的鲜血喷溅在圣洁的白衣上，令人不寒而栗！究其缘由，对医学的局限性和风险性认识不足是导致患者心理失衡的重要原因，缺乏人文关怀、忽视沟通解释是激化矛盾时医生应反思之处。

医生被暴力伤害并不可怕，而一再遭遇暴力伤害后，作为受害者的医生，却被媒体指责，被患者恶语相加，被众多的网民喝"倒彩"，这才真的可怕。当然，对医生而言，应以人性化服务增强医患之间的互信，畅通医患诉求表达和权益保障渠道。不仅要给患者更多的维权渠道和发言机会，也要给患者更有效的心理疏通及情感慰藉；对那些恶意欺侮医生、肆意妄为的施暴者，则需给他们套上法律的紧箍咒，让他们痛彻体会到，任何不满都不是他们可以对医生随意挥洒戾气的借口。总而言之，推进医改是标本兼治的根本方式，公平合理有效的制度设计能够最大限度保证群众的就医需求，同时也能够给予医院及医务人员应有的地位和尊严。

我国每年的门急诊量达 60 亿人次，正可谓生老病死，每个人概莫能外。一般认为，医患关系和谐，效果是双赢的。医患冲突，是一场没有赢家的对抗。令人遗憾的是，近年来医患暴力冲突呈井喷式爆发，患者看病带录音笔、微型摄像机，医生诊病戴钢盔帽成为一景，医患关系已经完全变味为由视患者为亲人演化为防患者为敌人，成为敌对关系。究其缘由，90%以上都是医患沟通不畅造成的。希波克拉底曾经指出：医生有语言、药物及手术刀 3 件法宝。对于语言的作用，很多医生不屑一顾，这是医学人文素养缺乏的表现。由于沟通不畅，患者用怀疑的眼光看医生，医生用防范的心理对患者，以怨报怨，两败俱伤。有人对当今典型的中国式医患关系进行了精辟的总结：

（1）没病+没做检查=会不会看病，怎么可能没病？

（2）有病+没做检查=不做检查就说有病，你才有病！

（3）没病+做了检查=医生就是骗钱的！

（4）有病+做了检查+确诊了=救救我吧！

（5）有病+检查+确诊+治愈=花很多钱尽做些无关的检查。

（6）有病+检查+确诊+未治愈=医德败坏，谋财害命！

目前，我国的药品价格奇高，而医疗服务价格偏低。"看病的不如算命的"，"拿手术刀的不如拿剃头刀的"，"扎针的不如扎鞋的"就是最形象的注解。由于医生的付出长期得不到相应回报，必然导致整个医疗行业的价值被低估，行业不正之风愈演愈烈。

由于医学技术日新月异，医生必须不断学习，才能跟上潮流，不被淘汰。其中辛苦，自不待言。目前，临床医生尤其是三级医院的医生工作现状是医生带病上班为常态，80%的医生每日工作 8~12 小时，工作中几乎没有时间喝水和上厕所，医生没有双休日，国家法定假日加班没有加班费，医务人员长期游离于劳动法之外。大多数医生对自己的收入不满意。要想让医生成为一个受尊重的职业，就需要在收入和人格上尊重医生。眼下，老百姓对看病难、看病贵反应强烈，医患纠纷时有发生。因此，只有加快推进医改，解决影响医患和谐的体制问题，为医生创造良好的执业环境，才能重塑医生的职业尊严。让最优秀的人呵护生命，维护健康是一个社会回归理性的标志。

人生是短暂的，每个人的生命都是从自己的哭声中开始，又在别人的哭声中结束。人的一生，从摇篮到坟墓，谁也离不开医生。在人类的历史长河中，医患关系无疑是一类重要的社会关系，甚至可以从一个角度反映、折射社会矛盾。迄今人们达成的共识是：医患关系的实质是利益的共同体，对抗疾病是双方共同的责任，只有团结一心、同仇敌忾，才能最终战胜疾病。目前，医患双方主要有以下矛盾：

（1）医疗服务提供能力与人民群众日益增长的健康需要之间的矛盾。

（2）医疗机构的公益性要求与管理体制和运行机制之间的矛盾。

（3）医疗保障制度的发展与人民群众的经济承受力之间的矛盾。

（4）医学技术发展的有限性与患者期望值的无限性之间的矛盾。

（5）医疗行业的高风险性与缺乏有效的医疗风险分担机制之间的矛盾。

（6）医疗纠纷处理机制的不完善与人民群众的诉求需求之间的矛盾。

医学的本质是人学，它是一种善良人性和友爱情感的表达。科学求真，艺术求美，医学求善。医学的结构恰如一个"人"字，一撇是技术，一捺是人文。没有技术，医学是脆弱的；缺乏爱心，医学是苍白的。只有技术与人文相协调，才能写出最美的"人"字。现代医学之父奥斯勒说过：行医是一种艺术而非交易，是一种使命而非行业。一座楼盖错了可以拆，一本书印错了可以毁，但是，唯独生命不可重来。一台手术做错了，往往永远无法挽回。因此，"敬畏生命，精益求精"应当成为所有从医者的道德底线。

医患关系是一种伦理关系，医生的道德情感表现为对职业的热爱、对生命的敬畏、对患者的关心和对诊疗工作在感情上的投入。正如道格拉斯所说的"一个社会健全的伦理道德标准是社会稳定、经济制度富有活力的黏合剂"。人民医学家、著名的妇产科大夫林巧稚说："只要我一息尚存，我存在的场所就是病房，存在的价值就是医治病人。"医生的责任感是在医疗实践中从维护患者利益，关心爱护患者出发，推动自身为患者服务的一种内心体验，并由此而产生对自我的约束和要求，是对医疗职业和患者恪守职责的情感。医生的道德责任感较之其他职业显得更为特殊，这是由医务工作者的职业特点所决定的。医务工作者整日面对的是处于痛苦中受疾病折磨的患者，承担着挽救生命、改善生活质量、延长生命的神圣职责，其工作直接关系到人的健康和生死，所以，对其责任感要求更高，医务工作者的专业性强的特点形成了社会的职业权威性。由于医学领域的专业性特别强，患者往往又缺乏必要的医疗知识，但对自身健康的珍视又不得不把健康乃至生命托付给医务人员，由此产生对医务人员的信任、尊重乃至依赖。由于医疗工作的独立性强，有些诊疗措施是在患者失去知觉下进行的，无法对所有医疗行为进行监督，这就要求医务人员能够自觉地选择有利于患者健康的行为。医学发展到今天，医疗活动已逐渐成为整个社会活动的一个组成部分，其社会作用和社会影响也随之更加显著和直接了，这就要求医者在对待患者时，要有强烈的社会责任感和奉献精神，树立正确的价值观、人生观，服务于社会，服务于大众。

"安静的病房，光亮的墙壁，整洁的桌面。博学稳重的医生，细致耐心的护士，洁白的衣服，轻盈的脚步，温柔的语言。天使的圣洁驱走病魔，换来病员一张张笑脸"，这是社会对医院的期许。

第二章　权利与义务

　　权利是法律认可的或伦理上可辩护的要求或利益。详而言之，权利是一种要求，一种利益，是一个人合法或合理（合乎伦理）的要求。这种要求是有根据、有理由的，而且所持根据或理由是使人充分信服的，因而具有一种强制性作用，使人们不得不承认这些根据或理由所支持的要求构成真正的权利。其结果，当某一要求构成权利时，它就具有一种道义的力量，使人们感到不得不予尊重，如果发生侵犯权利的事，就会受到良心谴责、舆论责备乃至法律制裁。所以，作为权利的要求，与恳求、请求、祈求不同，享有权利也与接受别人的礼物、帮助、怜悯和恩赐不同。义务是法律或伦理要求的应当为一定行为或不为一定行为的范围和限度。

　　权利与义务是两个密切相关的概念。权利包含要求什么和向谁（义务人）提出要求。要求什么可分为消极要求和积极要求。消极要求是只要求（义务人）不干预（不作为）的权利，亦称为"消极权利"，于义务人则是不为一定行为的义务，如自主权。积极要求则要求（义务人）提供物质资料和（或）服务，亦称为"积极权利"，于义务人则是应当为一定行为的义务。

　　权利与义务也是一对有着多重含义的范畴，既有法律意义的权利与义务，也有道德意义、社会学意义的权利与义务等。法律上的权利与义务必须是法律规范所规定的，得到国家确认和保护，权利人享受权利依赖于义务人承担义务。同时，法律所规定的权利与义务并不是任意的，它们受到一定物质生活条件的制约。这是因为，由一定生产关系和其他社会关系所要求的社会自由和社会责任是法律所规定的权利与义务的基础。因此，只注重权利与义务的法律含义，只看到它们来自法律规定，不深究其社会、道德的含义，不深究其社会经济和政治根源，或者片面强调法律权利的社会性，否定其法律性，否定它们与法律规定的必然联系，混淆法律权利与义务同其他意义上的权利与义务的界限，都是错误的。

　　法律上的权利和义务与其他意义上的权利和义务在一定条件下也是可以转化的。在法的形成过程中，经常是把其他意义上的权利与义务确认为法律意义上的权利与义务，得到国家的支持和保障。在法的实施过程中，特别是在一些没有明确法律依据的疑难案件中，道德意义、社会意义或其他意义上的权利与义务往往成为法官判决的依据。

一、医师的权利与义务

医师的权利法理上称为医师执业权，是指法律赋予医师从事医疗、预防和保健业务活动时所享有的职业性权利，包括医师的职业特权和相关权利。该类职业特权始于行政机关的行政许可（医师执业注册），只有获得医师执业证书才可享有。医师的职业特权在法理上可分为行医权和证明权。行医权包括诊断权、治疗权、疾病调查权和医学处置权。诊断权又可细分为询问病史权、特殊治疗权（处方权、手术治疗权、特殊治疗权）。疾病调查权包括个案调查和群体调查（权），通常采用流行病学方法。医学处置权，是指根据医疗、预防和保健的需要，而采取留观、检疫消毒、隔离、强制治疗等医学措施的权利。

卫生法律、法规、规章就医师如何行使上述权利，设定了许多规则，立法上称为"执业规则"。例如，关于医师证明权的行使，要求医师"必须亲自诊查、调查"，"不得出具与自己执业范围无关或者执业类别不相符的医学证明文件"（我国《执业医师法》第23条）。在医患关系中，医师的职业特权是以义务的形态存在的，包括应为与应不为两个方面，即在业已确立的医患关系中，医师必须对患者履行诊断、治疗和开具医学证明文件的义务。此时医师的权利仅仅是基于职业特权而产生的相关权利，如执业自主权、执业条件保障权、专业研习权、获得尊重权、获得报酬权、参与民主管理权等。

医师的义务是指医师执业依法履行的职务性义务，即在执业活动中应当为一定行为或不为一定行为的范围和限度。在医患关系中，医师的义务对应于患者的权利。鉴于医师处于行业垄断地位，患者对医师服务通常只能被动接受，如何检查、诊断、治疗和进行医学处置，悉听医师决定。为了平衡医患关系，实现社会公平正义，各国医师法一般着重规定甚至专门规定医师的义务，而关于医师的权利则少有规定或者不规定。

二、我国医师的权利与义务及其特别含义

任何人要获得我国医师的权利，必须具备两个基本条件：①经过系统的医学教育，经执业医师资格考试，获得执业医师或执业助理医师资格证书；②获得执业医师或执业助理医师资格后，必须经过所在地卫生行政部门的执业注册许可，取得由国务院卫生行政部门统一印制的医师执业证书。

（一）我国医师的权利

根据我国《执业医师法》第21条的规定，我国医师的权利包括以下几点。

1. 执业自主权　在注册的执业范围内，在遵守法律、法规和医疗卫生规章制

度的前提下，医师有权根据患者的情况进行必要的医学诊断检查，自主地选择恰当的医疗方案、预防措施、保健方法帮助患者恢复健康；医师有权依据病情、疫情的需要进行疾病调查或流行病学调查，采取预防措施和必要的医学处置措施；同时，医师有权根据病情的需要和医疗结果出具相应的医学证明文件。

2. 执业条件保障权　根据国务院颁布的《医疗机构管理条例》和卫生部制定的有关标准，医师在各类医疗卫生机构执业，有权获得与其执业活动相当的医疗设备基本条件，医疗卫生机构应当提供相应的基本条件（法律义务）并逐步改善提高（道德义务），保证医师执业技能和水平的充分发挥。

3. 专业研习权　医师有权参加专业学术团体，从事医学研究、学术交流，参加专业培训，接受医学继续教育。

4. 获得尊重权　医师工作是防病治病、救死扶伤的神圣劳动，医师的执业活动和工作秩序受法律保护。医师在执业活动中，人格尊严、人身安全和人身自由不受侵犯，以维护医师的荣誉和尊严。

5. 获取报酬权　医师依法、依约和依据相关政策享有的获得劳动报酬的权利受法律保护，并享有国家规定的和合同约定的福利待遇。

6. 参与民主管理权　医师有权对所在机构的医疗、预防、保健工作和卫生行政部门的工作提出意见和建议，并依法参与所在机构的民主管理。

（二）我国医师的义务

根据我国《执业医师法》第22条的规定，医师在执业活动有如下法定义务。

1. 依法执业的义务　医师作为公民除应当遵守国家法律以外，还必须遵守有关卫生法律、法规和规章，遵守有关卫生标准和医疗卫生技术操作规范。原卫生部颁发的《医院工作人员职责》规定各级医师和其他医务人员均应认真执行各项规章制度和技术操作常规，亲自操作或指导护士进行各种重要的检查和治疗。

2. 恪守医德的义务　医师在执业活动中，应当树立全心全意为人民服务的意识，坚持和发扬救死扶伤的人道主义原则，遵守职业道德，尽职尽责为患者服务。原卫生部颁布的《医疗机构管理条例实施细则》规定医疗机构应当组织医务人员学习医德规范和有关教材，督促医务人员恪守职业道德。医师应在重视人的生命和尊重人格的情况下，维护患者的健康，治疗伤疾，减轻患者的痛苦。

3. 依诚信原则所生附随义务　医师在执业活动中，有关心、爱护患者的义务和保护患者隐私的义务。《医疗机构管理条例实施细则》规定医疗机构应当尊重患者对自己的病情、诊断、治疗的知情权利。在实施手术、特殊检查、特殊治疗时，应当向患者做必要的解释。因实施保护性医疗措施不宜向患者说明情况的，应当将有关情况通知患者家属。该法还规定医疗机构在诊疗活动中，应当对患者实行保护性医疗措施，并取得患者家属和有关人员的配合。同时，由于医疗活动的特点，患者主动或被动地向医生介绍自己的病史、症状、体征、家族史及个人的习惯、嗜好等隐私和秘密，这些个人的隐私和秘密应当受到保护。近年有许多学者认为患者的病情、治疗方案也属于当事人的隐私，也应当受到保护。因此，在医疗实践中，患者的权利就是医师和其他医务人员必须履行的义务。

4. 勤勉义务 医师在执业活动中，要保证高质量的医疗服务水平，不仅要有良好的服务态度，还要具备扎实的业务知识和熟练的技能。这就要求医师在实践中不断接受医学继续教育，努力钻研业务，更新知识，提高专业技术水平。医师参加专业培训，接受医学继续教育，这既是医师的权利，又是医师的义务。我国《执业医师法》规定了县级以上行政部门应当制定医师培训计划和提供继续教育的条件，同时，采取有力措施对农村和少数民族地区的医务人员实施培训。医疗、预防、保健机构应当按计划保证本机构医师的培训和继续医学教育，县级以上卫生行政部门委托的承担医师考核的医疗卫生机构应当提供并创造培训和接受医学继续教育的条件。

5. 卫生宣传义务 医师在执业活动中有向患者宣传卫生保健知识、进行健康教育的义务。随着社会发展和科技进步，人类对危害自身健康因素的认识逐渐加深，卫生事业的内涵也不断丰富扩大。影响人类健康的因素很多，其中生活环境、公共卫生，以及吸烟、酗酒等不良习惯对人体健康的影响，已经引起社会的广泛关注。对这些因素的控制和改善，单靠卫生部门的工作是不够的。要树立"大卫生"的观念，动员全社会、各部门、各方面都关心卫生与健康问题，在群众中广泛开展健康教育活动。通过普及医学卫生知识，教育和引导群众养成良好的卫生习惯，倡导文明健康的生活方式，提高健康意识和自我保健能力。这是医师义不容辞的义务和责任。

保障医师执业权利不仅是为了减轻医师的职业负担，同时也规范了医患之间的权利义务，减少了争议发生的可能性，保证了医疗活动的顺利进行，从而有利于患者的医疗权利的实现，有助于医学事业的发展。在医改深化发展的今天，应从明确和完善医师执业权内容、扩展医师豁免范围、明确患者义务、完善医师权利救济方式和提高医师法律意识及医学伦理素质几个角度保障医师执业权。

三、患者的权利和义务

美国、英国等国家都专门制定了患者权利义务的单行法，但我国缺乏对患者权利义务的明确法律规定。患者权利义务分布在不同法律法规中，不具有系统性，难以查找；相关法律法规中没有独立成章，而是采用约束医师的行为来反推患者的权利，使得患者权利义务具有附属化倾向，容易让人忽略，难以体现其重要地位；患者权利规定不明确，实践中容易产生歧义；患者义务规定不明确，医师权利无患者义务对应，实现缺乏保障，如医嘱要求出院，患者坚决不出院等。

为了推进医疗卫生体制改革，构建和谐医患关系，确有必要构建患者权利义务体系，在基本医疗卫生法中对患者权利、义务进行概括性规定。将来制定医疗法时，应对患者权利、义务进行详细规定。

（一）患者的权利

1. 生命健康权　在医疗行为中，患者的生命健康权应当区别于日常生活中的生命健康权，此处的权利应指在治疗疾病过程中，医师不得因过错的诊疗行为伤害患者。

2. 就医权　公民可享受政府提供的基本医疗服务。其次，公民有维护自身健康的责任，如购买私人保险，享受超出基本医疗范围的服务。公民还可以享受社会举办的医疗机构提供的医疗服务。

3. 知情同意权　法律规定医师应当在诊疗中向患者充分说明病况与转归、治疗方法与不良反应，以便患者在了解信息的情况下，选择治疗方案。

4. 身体处置权　患者享有对自己身体的处置权，如生前能够决定在其去世后是否捐献器官和遗体，救治其他患者。

5. 隐私权　患者隐私多于一般公民的隐私，需要医师在诊疗过程中对患者的就诊治疗、病情、病历等信息进行保密。

6. 请求纠纷解决的权利　患者享有通过调解、仲裁、诉讼等方式依法解决医疗纠纷的权利。

7. 请求承担责任的权利　《中华人民共和国侵权责任法》规定患者因医疗伤害享有获得赔偿的权利，患者还应享有获得赔礼道歉的权利，但医师道歉不能作为证明医师有过错的法庭证据。

（二）患者的义务

1. 配合医师治疗的义务　患者如实陈述病情，积极配合医师治疗，才能有利于疾病的治疗和康复。

2. 遵守医师医嘱的义务　医嘱作为医师诊疗权实现的保障，患者应当据此按时服药、缴费、出院，保证医师诊疗权实现的同时，维护其他患者的合法权益。

3. 支付医疗费用的义务　患者只有在主动缴纳医疗费用后，方可进行医疗保险报销。因此，患者应当及时缴纳医疗费用，保障医院的正常运营，保护其他患者的合法就诊权利。

4. 特定传染病患者配合相关部门的义务　传染病患者的个人自由应与社会公共利益保持协调。涉及公共利益时，患者个人权利应当让渡。

5. 遵守医疗秩序的义务　《刑法修正案》、《关于依法惩处涉医违法犯罪维护正常医疗秩序的意见》都明确提出要严厉处置医闹行为。患者应当依法维护医疗秩序，保障医师及其他患者的生命健康权。

明确医患双方权利义务，有利于医患双方在法律的规范下开展医疗活动，逐步实现医师依法执业，患者依法就诊的和谐局面。期望法律法规能够尽快细化和有力制定，促进医患和谐，社会稳定。

患者具有知晓其所患疾病和其他健康状况、诊疗措施及其相关事宜实情的权利。"知晓"是指患者可以主动性地去了解、去询查、去责问。"实情"就要求患者所知晓的情况不被任何善意或恶意的隐瞒或修饰。具有这种知情权利，既包括医务人员不得妨碍或阻拦患者的正当行为，也包括患者的亲属不得妨碍或阻拦患者的正当行为。"所患疾病"指患者该次就诊所患、被列入诊断内容范围内的疾病。例如，患者 A 因发热、咳嗽、咳痰入院，经医务人员检查后，被诊断为"肺炎、呼吸衰竭"，则肺炎、呼吸衰竭就是患者 A 的"所患疾病"。又如，患者 B 因胸前区疼痛、活动力下降入院，经医务人员检查后，被诊断为"冠状动脉粥样硬化性心脏病（简称，冠心病）"，则"冠心病"就是患者 B 的"所患疾病"。"其他健康状况"是指患者被诊断范围之外的其他器官功能状况，即可以是异常的功能状况，也可以是正常的功能状况。例如，患者 A 所患疾病为"肺炎、呼吸功能衰竭"，其心脏、肝脏等器官的功能状况即为"其他健康状况"。患者 B 所患疾病为"冠心病"，其呼吸功能状况、肾脏功能状况等即为"其他健康状况"。"诊疗措施"既包括现在正在采用的诊疗措施，也包括过去或即将被采用的诊疗措施。"诊疗措施相关事宜"指诊疗措施的性质、作用，可供选择的方法，可能存在的风险，相关仪器设备的性能和可能出现的问题，植入材料的性质、产地和可能发生的并发症，诊疗相关费用等任何与该患者诊疗措施相关的信息。

四、医患双方的权利与义务相辅相成

（一）明确和完善医师的执业权利内容

近年来，我国医疗法制建设有了一定的发展，规定医师有在执业活动中享有注册的执业范围内进行医学检查、疾病调查、医学处置、出具相应的医学证明文件，以及选择合理的医疗、预防、保健方案的权利。但医师在临床医疗过程中究竟享有什么程度的自由裁量权，以什么标准享有则都没有明确规定，应在医师的基本法即《执业医师法》中有所规定。在特殊干涉时，由于没有患者授权，容易产生争议。因此更要严格规定医师特殊干涉权的条件，来划分医师特殊干涉权与患者自主权的界限。

（二）明确患者的义务

医师执业权利的实现离不开患者的配合，需要患者为或不为一定行为。因此，需要规定患者的义务，这是从另一方面保障医师的权利。

1. 配合医疗的义务 医疗活动兼具自然科学和社会科学双重属性，需要医患双方的沟通和配合。患者应尊重医师的专业知识，尊重医师的判断与选择。首先，患者有义务如实回答医师的询问，告知自身病史、家族史和相关生活习性。否则，医师的治疗诊断权将被架空，医师将无法行使疾病调查权及在此基础上的自主诊断权和医学处方权。其次，患者必须遵从医嘱，按时服药，接受治疗。只有接受正规的药物治疗，才能实现治疗疾病的目的，不按时服药或表面服用医嘱药物，实际上未服用医嘱药物而服用私下寻求的土方、偏方等是对自己不负责任的行为。最后患者有义务接受医疗机构的医学检查。医学检查的目的是为了查明患者的病情，是医师进行医疗行为的必要手段。就诊期间患者应该遵守医疗机构的有关制度。

2. 尊重医师的人格尊严和人身安全的义务 尊重医师的人格尊严和人身安全是值得高度重视的社会问题。近年来，医患纠纷呈上升趋势，医师的人格尊严和人身安全受到伤害，医师职业的特殊性，使得医师的人格尊严和人身安全面临的危险性非常大。因此，规范医师的执业活动，提高医师的道德素质，是解决问题的重要方面。但同时，要提高患者的法律意识，明确患者应该尊重医师人格尊严和人身安全的义务。从而减轻医师的心理和社会负担，保证医疗活动的顺利进行。

3. 接受强制治疗的义务 当患者患有某种可能危害社会公共安全的疾病时，法律要求患者必须接受强制治疗。强制治疗是针对患有医疗法律法规规定的必须对患者的人身自由加以限制、进行专门性隔离治疗的疾病而实施的一种特殊行为。患者接受强制治疗通常是为了公共安全。该义务与医师的特殊干预权相对应。此时可以对患者进行合理的人身自由、工作权利及部分正常生活权利的限制。

4. 支付医疗费用 医疗服务是一种有偿服务，医疗费用包括诊疗、处方、检验、药品、手术、处置、住院等各种费用的总和。从某种意义上说，医疗服务是一种特殊的商品，它并不以治疗是否有效或是否成功作为收取费用的前提，哪怕是治疗失败，只要医师付出了劳动，并且尽职尽责，就应当得到报酬，患者不能以医疗行为失败为理由拒付医疗费，也不得因欠缺事先同意而拒绝支付报酬。无论是医疗服务合同或是医疗无因管理，患者均有义务支付医疗费用。否则，医师作为劳动者的接受报酬权就得不到保障。

（三）扩展和完善医师豁免的范围

作为医师，总是希望掌握最尖端的诊疗方法，使用最高效的对症药物，攻克最疑难的疾病。然而，正因为如此，每每伴随而来的是高风险、高损害、高失误。当今世界医坛上出现了前所未有的"医学进步性疾病"的提法，不管这种提法是否准确，它毕竟是客观存在。医学本身就是一门并不完美的经验科学，为了医学科学的发展，更多地保护人类的健康利益，应该容许医学上的探索性行为，允许合理的风险存在，并且对患者造成的人身损害免于追究责任。医师豁免虽然未必是权利，但是适当扩充其范围，有利于医师执业权利的保障。我国目前仅在《医疗事故处理条例》第 33 条规定有下列情形之一的，不属于医疗事故：①在紧急情况下为抢救垂危患者生命而采取紧急医学措施造成不良后果的；②在医疗活动中由于患者病情异常或者患者体质特殊而发生医疗意外的；③在现有医学科学技术条件下，发生无法预料或者不能防范的不良后果的；④无过错输血感染造成不良后果的；⑤因患方原因延误诊疗导致不良后果的；⑥因不可抗力造成不良后果的。

有学者指出，就具体的医疗行为对医师的注意义务进行判断和认定时，还需要考虑下列因素：一是医疗行为的容许性危险；二是患者的知情同意；三是医疗上的紧急性；四是医疗水准的地域性差异。医师职业性质决定了任何医疗行为都将影响人体机能，而医学水平又因时间和空间不同存在客观差异。为了能保障医疗行为的顺利进行，应允许医师一定的探索性行为，医师在一定范围内免责是必需的。当然对这一范围的限定应同时注意患者的权利保护和公共安全。在具体工作中执业医师应按《医疗事故处理条例》规定的内容给患者复印病历，患者死因不详应告知家属做尸检，家属不同意尸检的应做记录并签字，在与患者家属谈话解决医疗纠纷时可以使用录音机，医疗机构的重点监控场所可配备摄像设备以方便留取证据，例如，患者抢夺病历资料，扰乱医疗秩序，殴打医务人员等。另外，执业医师还要讲究语言艺术和效果，注意说话方式和态度，介绍病情时不能用"没事"、"不可能"、"一定会"等过于肯定的词语。参加医疗事故技术鉴定会时的陈述发言，应事先做好准备，对实习医生和进修医生要进行规范化培训及指导管理。

（四）树立行业机制建设意识

医疗行业应建立符合自身特点的机制来保证该行业开展健康有序的活动。首先，要利用多种渠道宣传医疗服务的高科技性、高风险性、公益性和职务性等职业特性，使社会公众正确认识医疗行业，取得患者信任和舆论支持，从而建立起公正的社会道德法律评价原则机制，为个体提供有效的价值指导，使尽职的医师得到公正的评价和回报，违反执业规范的医师受到舆论的谴责和法律的制裁。其次，在医疗机构内部健全评定医疗质量优劣制度，评价医疗行为主要应根据医师是否正确行使执业权利和严格履行执业义务，医师是否按照应有的谨慎态度和科学、合理的治疗护理方案实施医疗行为。同时，应该引入医疗保险制度，建立医疗风险基金，由保险公司承担处理和赔偿的责任。另外，医疗机构可申请设立独立法人的司法鉴定机构，通过客观、公正的鉴定，对医疗纠纷赔偿做出公正的判决，来达到维护医务人员权利的目的。

（五）完善医师执业权利遭受侵害时的救济方法

医师权利的救济缺位或者迟延，都会严重挫伤医师对医疗工作的热情和主动，阻碍医学事业的发展，损害国家的医疗卫生事业，最终伤害的是社会整体权利义务体系的和谐建构。无论是将请求救济的权利视为单独的权利，还是将其视为实体权利本身的内涵、延伸、发展，救济对权利而言都是必不可少的。医师执业权在受到侵害时，应有协商、调解、诉讼及仲裁等多种救济方法，针对患者及其家属的侵权行为还可以提出反诉等。

（六）强化行业自律意识，提高医师本身的法律意识和医学伦理素质

维护医师的执业权利主要凭借医师自身的努力。首先，医师要树立明晰的权利和义务意识，把握权利与义务的平衡性。承认、尊重患者的权利，自觉履行自己的义务。学习掌握法律常识，自觉遵守执业法则、医院的各项规章制度和操作规程，严格按医疗程序行事，在权利遭受侵害时通过理性的途径进行维权。在医疗活动中，加强对重点医疗环节的质量监控，经常督促医护人员对医疗各环节的医疗文书详细记录和妥善保管，以便在争议发生后，能够出具有力的证据排除自己的责任承担。其次，医师要提高自身医学伦理素质。作为医师必须要有良好的职业素养和道德品质才能取信于社会，取信于患者，医师这个职业也才能生存和发展。

"医乃仁术，非仁德者不为医"。医师因其职业的特殊性，从其诞生之日起伦理要求就如影随形，中外医学的发展概莫能外。实现医患和谐需要医患双方共同持久的努力，但是更需要医师主动依据法律和职业道德的要求，在对患者高度尊重的基础上，养成高度的道德自觉性和自决性，坚持医师责任，充分调动患者主动性，在各种权利冲突或义务冲突中，保持清醒、自觉的理性和良知，做出既合乎患者利益要求又合乎自身利益需要的选择，增进人类的整体健康。

思 考 题

1. 法律赋予执业医师的权利与义务有哪些？
2. 患者在治病过程中应尽到哪些义务？
3. 医患之间的关系为何不能适用消费者权益保护法？

第三章　执业中知情同意的实施

一、尊重患者的知情同意权

近年来，医患纠纷日益增多，究其原因，不外乎社会、医院与医务人员、患者和家属等几方面因素所致。其表现形式，让医院扮演了纠纷的主体。就纠纷的主客观原因分析，其中医务人员不重视患者的知情同意权是重要的原因之一。因此正确理解知情同意权，并在医疗实践中贯彻实施，对预防和减少医疗纠纷极为有利。在新的《医疗事故处理条例》、《执业医师法》等法律法规中也充分表述了尊重患者知情同意权的重要性。

随着社会的进步，国民文化水平的提高，人们自我保护意识和法律意识逐步增强。患者及家属对医院和医务人员的医疗行为由过去的被动接受转变为主动要求，成为知情、了解，参与行为决策的主动就医行为。患者与家属这种新的就医观已经给我们医疗机构和医务人员百年不变的行医行为提出了变革的要求。

例如，某患者高热、腰痛，在外院应用抗生素无效住院。既往史诉左侧输尿管曾行切开取石术，一年来反复腰痛，入院后经应用抗生素，完善术前检查，诊断该患者为"肾脓肿"。在保守治疗无效的情况下决定行"左肾探查术"，术前医师讨论认为术中若发现该肾脏无功能可行左肾切除术。这一想法医师们认为应据术中情况而定。故术前谈话时未向患者交代。术中发现该"肾已失去常态，皮质变薄，部分区域有脓性渗出"，于是决定切除该无功能肾，术后病理证实为"肾脓肿、肾组织破坏严重"。病理结果表明该肾具有切除的适应证。但患者出院后认为切除其左肾没有征得患者同意，故诉讼至法院要求赔偿。在审理中，法院并未审查医生切除肾脏问题，法院认为"被告给原告做肾探查术当中将肾脏切除时没有向原告家属交代，属于侵权行为，应承担侵权责任"。该纠纷就是一起典型的由患者的知情同意权引出的案例。

《医疗事故处理条例》第10条明确规定，患者有权复印或复制其门诊病历、住院志、体温单、医嘱单、化验单、医学影像检查资料、特殊检查同意书、手术同意书、手术及麻醉记录单、病理资料、护理记录及国务院卫生行政部门规定的其他病历资料。医疗机构应当提供复印或者复制服务并在复印或者复制病历资料上加盖证明印迹。复印或者复制病历资料时应有患者在场。但不是所有的病历内容都要向患者公布，而向患者提供的仅仅是客观描记部分。其主观诊断部分包括病程记录、三级查房、会诊记录、病例讨论不包括在内。在医疗活动中，医疗机构及其医务人员应当将患者的病情、医疗措施、医疗风险等如实告诉患者，及时解答其咨询。

医务人员应该如何依法履行告知义务？《医疗事故处理条例》规定如下：患者享有知情权和隐私权。隐私权是指自然人享有的对其个人、与公共利益无关个人信息、私人活动和私有领域进行支配的一种人格权。知情权是指公民应该享有了解与自己利益相关情况的权利。医师应当如实向患者或者其家属介绍病情，但应当注意避免对患者产生不利后果。医疗机构及其医务人员应履行哪些必要的告知义务？例如，应使患者明白自己的病情；明白自己做何种检查项目；明白自己如何选择看病医生；明白可能出现的医疗风险和影响自己病情转归应注意的事项；让患者知道看病时应遵守医院的诊疗秩序和规章制度；知道看病时应尊重医护人员诊治权；知道自己进行特殊检查和手术应该履行的签字手续；知道发生医疗纠纷应当依法解决的相关程序。

特殊情况如何告知？在某些情况下医务人员向患者介绍病情应根据其具体情况，选择适当的时机和方式，以避免对患者的疾病治疗和康复产生不利的影响。如恶性肿瘤，明确诊断后应首先向其家属如实告知；在患者精神较脆弱或身体状况较差的情况下，可暂缓或委婉告知病情；当患者本人失去行为能力或不具有行为能力时，则应当向其亲属如实介绍病情，视为患者独立自主决定能力的延伸；在患者知情同意的前提下，纯粹技术性的决定一般应以医务人员的意见为主，但涉及个人生活方式和观念方面的问题则应尊重患者的意见。

知情同意要求医务人员为患者提供做出医疗决定必需的足够信息，知情权的实现依赖于提供医疗服务的医生履行告知义务的程度。正确充分的解释说明与有效的沟通是使患者知情的基本条件。从这个意义上说，知情权即是医生履行告知的义务，医生不履行告知即是侵犯患者的知情权，需承担法律责任。知情即被告知病情、治疗方案、预后等与疾病有关的情况。同意即意味着医疗活动必须获得患者准许，不准许便不得施行。医生在充分告知的条件下，应积极与患者交流沟通，尽量鼓励患者充分发表自己的见解，让患者有充分的选择或决定的空间。患者因为医学知识欠缺、病痛的折磨、家属（代理）同意的影响常常忽略自己的知情权，作为有责任感的医生应做出积极反应，在维护和促进患者同意权的方面有所作为。因此，作为一项权利，知情同意权反映的是患者权利和医务人员义务的辨证关系问题，即医患关系问题。

一个完全孤立的个人是无所谓知情同意权的，不能离开特定的医患关系谈权利。患者的权利从另一个角度看，就是医务人员的义务，必须从整体上进行全面把握。知情同意权是专属于患者的。但并不是所有的患者都能独立行使权利，这取决于患者有没有决定能力。患者决定能力在法律上的表现是行为能力，18周岁的公民是成年人，具有完全的民事行为能力，可以独立进行民事活动，是完全民事行为能力人。16周岁以上不满18周岁的公民，以自己的劳动收入为主要生活来源的，视为完全民事行为能力人，此类患者可以且应当独立行使知情同意权；

精神病患者是限制民事行为能力人，可以进行与他的年龄、智力和精神健康状况相应的民事活动，其他民事活动由他的法定代理人代理：知情同意权作为患者的一项基本权利，关系到患者的生命及健康问题，其重要性不言而喻。未成年人或精神病患者是限制民事行为能力或无民事行为能力人，为慎重起见，其同意权的行使由其法定代理人（监护人）为之，但要符合患者的最佳利益，在法定代理人不能、不宜或不便行使该项权利时，患者或其法定代理人也可委托他人（包括律师、医务人员或其他亲属等）代理行使。

（一）侵犯知情同意权的法律责任

患者知情同意权的实现依赖于医务人员履行"告知"义务，若医务人员不履行这一法定义务，就是侵犯患者的知情同意权，要承担相应的法律责任，包括行政责任、民事责任和刑事责任。医生在执业的全过程中都应该接受专门法律服务意识和普及法律常识的培训。我国在这些方面的制度极其缺失，以致在许多医疗紧急情况或者医患纠纷发生时，医师不能够及时地进行理性的法律判断，束手无策，完全依靠领导、法律顾问、律师的帮助，导致损害的扩大、矛盾升级。所以，医师应树立并进一步增强自己的法律意识，依法执业是至关重要的。

（二）恪守医德的义务

随着科学技术日新月异的发展，医学在科学化和技术化程度上取得骄人成绩的同时却步入了纯科学主义和纯技术主义的歧途。医学在沿着所谓的"科学"道路笔直前行的同时，也渐渐偏离了人的内心世界和人文关怀，对人性需要的关注显得淡化，成为脱离社会性的人而孤立前行。在对当前医患关系的描述时，人们看到的更多是"技术化"、"物化"、"商业化"、"紧张化"等让人失望冰冷的言词表达，医学作为"人学"的特质日渐弱化，作为医学灵魂的医学精神也日渐消退。医师这个最需要道德支撑的职业，成为疏离、冰冷的工作和谋生的手段，一些医务工作者不能把患者当作与自己一样活生生的人来善待，而是冷漠地去处理患者的病痛。

医学的端口连接着人的健康，受托的是人的生命。在培养每一个步入医学殿堂的青年人成为合格医师时，放在第一位的就是让他知道医为仁术。医学的境界是真善美的统一。从医者应当具有仁德之心、利他之心，尽一切可能为患者谋幸福，为医者应时常反省自身，具有博爱慈悲之怀，治病救人要一视同仁，懂得尊重、关爱患者，不得嫌贫爱富，不得贪图钱财，要廉洁行医。在医师的执业行为的始终，都应该与"仁慈"、"责任"、"善良"、"微笑"、"关爱"、"真渡"、"慎独"等相伴而行。作为一名医师，既然选择了一份背负人道主义重担的职业，就应该把为患者解除病痛、维护人民健康当作自己毕生为之奉献的崇高事业。"人之所重，莫大乎生死"、"医系人之生死"。当有患者生命重危，求助医师抢救时，医师不得以任何理由拒之不理。医师对患者积极作为，实施医疗救治，是医师的道德义务，也是法律义务。

（三）医疗机构及其医务人员在履行告知义务的注意事项

讲究语言艺术和效果，注意说话方式和态度，对患者要和蔼亲切，语言要温和，避免恶性刺激，不要对患者态度冰冷或不理睬；介绍病情不能用"没事"、"不可能"、"一定会"等不负责的话和不确定的话；要耐心做好说服、解释工作，遇到自己解释不了的问题或困难，应该及时向上级医师汇报；在术前要向患者交代术式及术中、术后可能发生的并发症和意外；要注意保护患者的隐私，特别是不得将艾滋病患者或感染者的姓名、住址等情况公布或传播。因抢救危重患者，未能及时书写病历的，有关医务人员应当在抢救结束后 6 小时内据实补记，并加以注明。

二、临床药学与知情同意

以药学和临床医学为基础，以患者利益为中心，以保障患者用药安全、有效、经济为临床药学的主要内容。临床药师深入临床，随同医师查访、会诊，协助医师选择治疗药物，及时为医护人员、患者提供药物使用方面的服务，其作用是不可忽视的。药师与患者面对面交流，提高患者用药的依从性，增强患者战胜疾病的信心。与患者进行有效的沟通和交流，获得患者的知情同意，成为临床药师的工作职责。

随着社会经济文化的发展进步，人们的维权意识和自我保护意识逐步增强。越来越多的患者要求在诊疗过程中享有知情权、同意权。因此，尊重患者的知情同意权，已成为医疗机构及医务人员的法定责任和义务。知情同意权有两个层面：其一是知情权；其二是自决权。对患方而言，由于不拥有对等的医学知识，在诊疗上接受医务人员的处理，对其潜在危险认识不够，医方必须履行告知义务，使患方明了其治疗方案的风险性，能够在利弊选择上做出主动决定，正确行使同意权。

我国传统的医疗模式中是没有临床药师这一角色的，而实际情况显示，医师对于药师进入临床大部分抱着无所谓、不关心的态度，这也是临床药师的最大障碍。临床药师应该与医护人员一起，保障药物在临床使用过程中安全、合理、有效，为广大患者提供健康与高质量的生活水平，其作用是不可或缺的。医患关系是临床上最重要的关系，临床药师主动承担向患者解释用药注意事项及不良反应的责任，不仅可打消患者顾虑，更对缓解医患矛盾起到润滑剂的作用。

（一）临床药学服务与知情同意

"促进临床合理用药"是临床药学工作的核心。医院由三大骨干学科组成，即医学、护理学和药学。临床药师应该深入临床，通过了解医师的治疗意图和选用药品的关系，帮助医师正确地选择药物，防止药源性疾病的发生，消除药物对患者的危害。临床药学服务的对象是患者，药师要主动接触患者。由于患者的文化层次和知识的掌握程度不同，对药品的了解程度亦不同，药师根据患者具体情况，正确介绍药品用法、用量及注意事项，特别是向其交代药品的不良反应，随时接受患者的咨询，排解用药过程中遇到的问题。患者用药依从性的优劣直接关系到治疗的效果，因此，临床药学服务在医疗过程中有重要的作用。在临床药学服务与患者的互动过程中，尊重患者的知情同意权显得尤为重要。药师向患者耐心解释药物的不良反应，使其明白相关知识，打消疑虑，积极配合治疗。针对不同患者，以策略的言行，提高患者对药师的信任度。在交流过程中，力求通俗易懂，使患者乐于接受，达成共识，获得理解，提高药物的有效性。临床药师的工作首先要取得患者的认同和支持；其次要取得患者信赖与合作。随着医学模式的转变，药师与患者建立了新型关系。要明白，药学服务中的知情同意是指药师向患者提供药品相关信息，患者在充分知情的前提下，有权自主决定同意还是拒绝，把最后的决定权交给权利的主体——患者。

（二）药学研究与知情同意

在新药的临床试验过程中，应该让患者即受试者知晓详细的信息及可能的后果，并签署知情同意书。知情同意书在药学研究中的应用更能体现患者知情同意权。知情同意应由与该研究直接有关的研究人员获取，以保证受试者得到充分的教育，完全理解研究者所提供的有关信息，研究人员负有法律的和伦理的义务，确保预期的受试者对知情同意的内容有充分的认识和全面的理解。签署知情同意书并不意味着他们放弃任何法律权利。通过制订详细的告知同意书，告知患者新技术、新方法的作用机制，用药方法、用药后反应及其注意事项等，这是有效预防发生危险的措施之一。

三、实施知情同意权可能遇到的矛盾与对策

（一）医务人员主动与患者被动的矛盾

医务人员掌握医学知识，在对患者做出医疗决定时，往往处于主动地位；由于患者文化水平低或医学知识缺乏，限制了对所患疾病信息的理解，在做出决定时往往处于被动地位。

（二）患者的意见与家属的意见不一致的矛盾

患者对医务人员的医疗决策的采纳或选择有时与家属的意见不一致，此时也

要具体分析和具体应对。如患者有自主能力，通常医务人员应让患者与家属的意见统一后再施治，但在病情紧急而医务人员也认为患者意见有道理时，应尊重患者的意见，并签署书面协议；若患者无自主能力，应尊重家属的意见，在家属意见不一致时要听取家属代表的意见，但在家属代表的意见违背患者的健康或生命利益时，医务人员应找伦理委员会咨询或找患者单位的领导商量解决。

（三）讲真话与执行医疗保护制度的矛盾

在医疗实践中，我国对不治之症或预后不良的患者，医务人员往往执行医疗保护制度，而对患者采取合理而善意的"欺骗"。对此，大多数患者和家属是可以接受的。但是对已树立了正确的生死观或医学知识丰富的患者，如果不让患者知情同意或选择对患者自己的治疗、余生或后世安排是不利的，甚至患者会拒绝治疗。因此从患者的根本利益出发，不要机械地恪守医疗保护制度，但也需要与患者家属达成共识。

（四）自愿与欺骗或强迫的矛盾

患者对医生的选择、对医务人员的医疗决策的采纳及是否参加试验性治疗等都应是自愿的，事实上，医务人员采取明显的欺骗或强迫也不常见。但是极个别医务人员受某种目的或利益的驱动，消极对待患者选择、不让患者或家属知情或通过暗示去诱导患者的现象还是存在的，这实质上也是一种欺骗或强迫。解决这对矛盾需要医务人员的自律和相互监督，以实现真正的知情同意和知情选择。对急诊患者医师应当采取紧急措施进行诊治，不得拒绝急救处置。在新的形势下，为规范医院和医务人员诊疗行为，更新观念，尽快满足患者与家属对医疗行为的合理要求，增强医患双方的沟通与理解，尽可能杜绝医疗纠纷的发生，医院管理者与医务人员，均应认真学习、执行新《医疗事故处理条例》和《执业医师法》，使自己的行为规范有序，以适应当前医疗形势的需要。

（五）知情同意权和医疗裁量权

知情同意权的确立最终是为了患者自我决定权的实现，然而实践中无一例外地强调患者的自我决定权是否必然合乎科学的公平与正义呢？从患者的根本利益和医学的发展看，应否在诊疗护理中赋予医师一定程度的自由活动空间，即自由裁量的权利呢？医学是一门专业性、技术性和探索性极强的学科，而患者本身不具有医疗护理知识，甚至在一些情况下不具备基本文化常识，当面对变幻无穷、临床表现因人而异的疾病和方法多样、效果不确定的医疗护理行为时，往往很难做出明确、科学的决定，如果一味强调患者的知情同意权，将会促使医护人员履行告知说明义务后放弃对疾病应有的判断，或为开脱事后责任夸大风险。如此一来，患者虽然实现了法律上的权利，但却承担了自我决定的不利后果，或对疾病的风险产生迷茫和畏惧而放弃应有的诊疗护理。因此临床工作中在强调患者知情权的同时，还应注重对医疗裁量权的维护，此点不仅体现在医师的诊疗过程中，也体现在护理人员的临床护理中。《护士管理办法》规定了护士在执业中"遇紧急情况应及时通知医生并配合抢救，医生不在场时，护士应当采取力所能及的急救措施"等内容也说明了此方面的必要性。

思 考 题

1. 医患沟通的实质是什么？
2. 为什么说知情同意是医生的法定义务？
3. 在知情同意中当患者与其家属意见不一致时，医方应如何处理？

第四章 当前我国医患关系存在的主要问题

当前我国医患矛盾存在的问题是多方面的，包括医疗机构本身、患者、医疗环境、政策背景及媒体导向等各个方面。

一、患者对医疗机构不信任

卫生服务需求日益扩大，与日益增加的社会需求相比，我国的医疗卫生资源处于严重短缺状态。医生的工作量长期超负荷，而患者对医疗机构和医务人员的满意度一直不高。患者对医疗机构不信任主要表现在以下方面。

（一）紧急状态下患者获得及时诊断治疗的权利不够

我国《执业医师法》、《医疗机构管理条例》和《医疗事故处理条例》等法律法规虽然确立了首诊负责制，明确规定了医疗机构对危急、危重患者必须收诊。若无条件进行救治的，也必须在给予相应的医疗处理后，及时进行转诊。但是在现实中，患者认为这一权利并未完全得到实现。

（二）诚信原则的缺失导致医患信任度降低

医生职责乃治病救人，医生是患者健康和生命的保护神，对此医生与患者应该保持信赖的关系，即双方都要诚实守信。但是目前医患双方信用的缺失却成为导致医患关系不和谐的直接原因。诚实守信的原则在我国法律中虽有一定体现，但其一直被视为是道德守则或法律口号。目前仅仅在《执业医师法》中偶见有诚信守则的要求，而大部分的医疗卫生法规、规章和文件中并没有注重医患的诚信问题，缺乏对患者权利、义务保障的内容，从而导致医患之间的信任度逐渐降低，不可避免引发医患矛盾。深层次分析诚信原则的缺失所带来的不良后果，可以发现该问题主要源于患者权利意识的过强和医生违反义务行为的增多。

社会在进步，人们的思想意识也在提升，这其中包括医疗知识的普及和人们对疾病认识的提高。于是便出现了患者对疾病治疗的参与程度越来越高，对疾病治疗结果的要求也越来越高。然而，当达不到期望结果又缺乏有效沟通时，就会发生医患矛盾，医疗纠纷不断出现。与此同时，个别医生的一些违规行为，也加重了患者对其不信任，患者会时刻提防自己的合法权益被侵害。例如，医生收受药品回扣、收受患者钱物的行为，这些都直接对患者产生了不良影响，导致患者对医生的信任程度进一步降低。当然，上述现象在缺乏诚信原则的规制下会愈演愈烈，久而久之便形成了医生在执业中提心吊胆，谨小慎微。为了避免误诊和承担责任，不考虑患者经济压力，要求患者做多项检查，多项化验；遇到危重患者则推诿转诊，延误救治良机。而且会时时提防自己被告上法庭，承受巨大心理压力，从而缺乏对患者的信任。所以，诚信缺失最终会导致医患双方互不信任的恶性循环，医患双方越是缺乏信任，医患关系越是紧张，医疗纠纷就会越多。

（三）医患双方利益均衡保护机制缺失

目前医疗保障运行机制的不健全是阻碍我国和谐社会的构建、医患关系和谐发展的最大的瓶颈。医疗保障制度所存在的问题是导致医疗纠纷不断产生的原因之一。我国现行覆盖全社会、高质量的医疗保障体系还没有建立起来。医疗保障制度仍处于"低水平，广覆盖"现状。现今社会上还有相当一部分人处于医疗保障范围之外，特别是一些最需要保障的社会低收入者、贫弱群体仍享受不到基本的医疗保障。不仅如此，我国现行立法中还缺少政府对公民医疗保障责任的具体规定，这使得在市场经济条件下，很多医院会考虑从患者身上来寻找利益的突破口。这势必会造成医疗机构与患者之间严重利益冲突，导致医患之间的关系紧张。

（四）医患矛盾处理机制不健全

目前我国立法中规定的处理医疗事故的三条途径是：协商、调解、诉讼。然而这些处理途径在实际操作中却屡屡遇到困难，现行处理机制不能有效解决医患矛盾。首先，医患双方协商解决纠纷虽然方便、节省，但往往由于知识、信息、经济实力等方面的不平等，很难做到真正的平等自愿，容易造成协商破裂或反悔，使纠纷的处理过程变得繁琐冗长，所以效果比较差。导致医疗纠纷发生之后，当事人往往规避正规的解决途径，试图通过非正常途径解决。例如，有的医疗机构和卫生主管部门毫无原则的私了、许多地方"医闹"现象的出现，这些严重阻碍了医患之间的和谐发展。其次，民众意识中存在着卫生行政部门与医院是"一家"的印象。卫生行政部门与医疗机构是监督管理的关系（即医政管理关系），类似"父子"，这势必使患方难以相信卫生行政部门能报以公正的态度实施调解工作，这也直接导致了很少有患者选择该途径解决医患纠纷。而司法诉讼中的普通法官往往对医疗服务中医疗行为和患者权利的特殊性认识不足，难以科学、公正地判定医疗纠纷的是非曲直，因此诉讼结果往往无助于改善医患关系，而是加重了医患对立。

（五）医方的过度医疗行为

有些患者认为，医务人员在诊疗过程中，因多种因素影响而或多或少地存在过度医疗的行为。例如，少数医生为了凭借工作业绩获得医院奖励，或为了获取药品回机，故意在有低价药物可用的情况下为患者开出高价药品。医务人员应该知道，患者在就诊期间有如下权利：①平等医疗权；②患者人身、财产安全，接受或拒绝使用某种药物或者对治疗特定疾病没有帮助的药物；③妥善医疗权；④患者的知情权；⑤患者不接受不必要的医疗检查等。由于患者对医学专业知识缺乏，对于这种行为只能在默默承受的同时暗生抱怨。

（六）医疗行为中的贿赂

由于患有重大疾病，少数患者在医疗过程中给医务人员送红包、找熟人，从而得到良好的治疗，因此众多患者认定红包和熟人是重大疾病治疗过程中的必要前提，尤其对于需要手术才能治愈的疾病，患者认为要额外地给予主治医生红包和好处，才能得到良好的诊治和护理。当然，医疗行为中的贿赂和医务人员的不规范行为已得到较好的治理。

（七）知情权未能得到实现

医务人员在临床诊治过程中，由于责任心不强，或由于工作太忙，或出于"即使告诉他们也听不懂"的想法，没能很好地维护患者的知情同意权。患者对自身诸如诊断、治疗方案、医药费用的不完全知情往往存在，这不仅不利于自身疾病的康复，而且极易成为引发医疗纠纷的导火索。

（八）补偿权未能得到实现

有患者认为，通过正当、合法的途径无法在医疗纠纷中获得合理的赔偿。据调查，当被问及一旦发生医疗纠纷，患者觉得哪种方式可以主张自己的权利时，很多患者表达了对调解、医疗鉴定及医疗纠纷诉讼的不信任。其认为院方会故意隐藏真实的医疗资料，借以掩盖真实存在的医疗过错和失误。同时，患者认为，对治疗不满意投诉不方便。如果患者正常、合理的投诉渠道不通畅，即使不发生医患冲突，但患者怨气越积越深，最终有可能演变成为医患矛盾恶性事件。

二、患者权利的疏忽和侵犯

患者在接受治疗过程中往往是被动的，本身疾病的治疗方案、计划等都由医生给予制订，医患关系中诊疗的决定权是处于不平衡的位置，所以患者的权利通常通过如下几个方面遭到忽视和侵犯。

（一）拒绝收治或不能充分治疗

患者来到医院就医，由于经济条件有限，在支付一些大型检查或高额药品费用时可能存在困难，要求医生给予照顾，开具一些费用较低的检查项目和药品，有些医生可能会拒绝提供一些替代检查和药物，导致患者不能正常进行诊治。由于医院床位紧张而拒绝患者住院治疗或临时住廊加床。再如，某些患者由于病情较重处理起来比较棘手，少数医生就拒绝为其治疗，甚至置之不管。这些行为都从不同角度触犯到患者的就诊权利。我国的社会制度规定，每一位患者都享有平等诊治权利，都有权利得到完整治疗过程，医生不能因为外在的原因而中途停止对患者的救治，这样会引发患者的不满情绪而导致医患纠纷，如果延误患者诊治时机而造成严重后果，就会引发医疗事故。

（二）不提供参与选择的机会

医生在为患者治疗的过程中，完全按照自己的想法和计划进行诊治，自主替患者决定治疗药物、手术方式、检查项目或仅告诉患者唯一合适的治疗途径等，使患者不能参与选择自己的治疗计划，不能自己"做主"。让患者感到被动，甚至"任人摆布"，这也会在一定程度上影响患者的情绪和不满，久而久之会引起医患的矛盾，严重的行为会直接侵犯患者的知情同意导致医患纠纷的发生。

（三）患者个人信息被泄露

医生常规查房或临床医生指导教学实践时，在介绍患者病情或询问病史时很容易诱导患者透露一些个人信息和隐私，如婚姻状况、职业、收入及嗜好等。此外通过直接裸露患处让学生直观认识病灶的教学方式也很容易触及患者的敏感部位，甚至暴露其隐私处等，而有些信息或部位并不是患者完全愿意让他人知道或让他人查看的。当遇到此类情况时，有些患者就可能有被议论、骚扰、围观的感觉，认为个人的隐私遭到侵犯，就会诱发对医生的不满。另外有些医疗机构需要通过媒体如报纸、电视等媒介对医疗科研成果或所攻克疑难重症等事迹予以报道和宣传时，还可能播发患者影像及图片资料，透露患者的姓名等，尽管这不是商业行为，但是在无形之中侵犯了患者的肖像权、名誉权。

（四）未得到充分告知和交代

告知和交代是临床工作中最常见的医患交流过程，也是顺利推进疾病治疗的必要保证。但在实际工作中，很多医生存在不告知或告知不完整的情况。如医疗过程中患者最敏感的就是费用问题，由于医疗保险政策规定患者所做的不同检查和使用的相关药品存在一定的自付比例，而一些临床医生很容易忽略或错误告知患者此类检查和药物的医疗保险类别，导致患者误认为符合医疗保险范围不会影响自己的经济支出，以致住院期间允许医生长期大量使用，致使患者自费比例增加，最终引起医患纠纷。内科医生对相关药物的疗效及不良反应的告知也是经常被疏忽的一个环节，有些患者服用药物后出现不良反应而事先未被告知，结果侵犯了患者的知情同意权且产生了不必要的医患纠纷。对于外科手术患者而言，由于涉及环节较多，医生的告知和交代更容易出现疏漏，如对手术方式的选择、术中可能存在的风险、术后恢复的效果等未向患者说清，致使患者不能够全面深刻了解自身病情及手术的风险，在术后不能正确面对并发症，出现一些疗效不理想的方面就认为医生的治疗存在问题产生医疗争议，再者由于医生未告知手术的风险而使患者盲目认可接受手术，当出现手术失败或不理想时也会引发医患纠纷。

三、缺乏有效的协调机制

（一）医患信息的不对称是医患矛盾激化的主要原因

信息在相互对应的两个主体中不均匀、不对称的分布状态被称为信息不对称。在医疗服务领域中，作为供应方的医方在专业技能、服务定价等方面都处于信息优势地位，而作为需求方的患者往往处于信息劣势地位。信息地位的不对等不仅容易造成医患双方沟通的困难，而且使得双方难以相互信任，进而发生矛盾。据统计，大部分医患冲突并非源于医疗事故和医疗差错本身，而是源于患者对医疗效果和态度的不满意、不信任医生出具的治疗方案而引发。例如，某大学附属医院的"暴力伤医"事件中，患者家属认为呼吸困难理所当然要使用呼吸机，而医生则根据患者情况采用了其他治疗手段。由于缺乏有效的沟通，患者家属不断地在质疑医生的处理方式。而医生也很委屈，他们集中精力地抢救患者，却被患者家属认为态度冷淡，他们采取的认为有效的处理措施，却被患者家属所质疑。

（二）缺乏必要的应急处理机制是矛盾升级的直接原因

在医患矛盾发生后，如何构建有效的危机应急处理机制以防止危机的激化和升级，尽量降低医患矛盾带来的不良影响和损失，是摆在医院管理者和医务工作者面前的重要任务。然而，在现实中，医院较少关注患者及患者家属的心理安抚。在医患矛盾发生后，医院方因缺乏应急处理的人、财、物、制度等资源保障，几乎很难有效控制局面。在医患矛盾和冲突发生时，医院往往先由保卫部门人员出面协调，而保卫部门人员大多维护的是院方利益和医生的人身安全，让他们安抚患者和家属显然不太可能，更不可能给予患者家属处理意见。而患者方在医疗纠纷发生后，由于不能得到及时回应和妥善处置，往往失去理智，以至于将事件复杂化、扩大化处理。应急处置机制的缺失，使"小纠纷"变为"大矛盾"，致使医患矛盾激化升级。

（三）非制度化解决途径是诱发医患矛盾的关键原因

由于目前处理医患纠纷的法律法规不够完善，制度化的医疗纠纷预防与处理办法缺乏，医患纠纷发生后，医者和患者往往各自寻求解决问题的方法。因为医疗鉴定周期长、费用高，卫生行政部门与医疗机构的特殊关系，使患者及其家属对其处理结果的公信力表示怀疑。制度化解决途径费时、费力、成本高，结果还很难预料，使得患者家属选择通过"医闹"的方式扩大影响，施加压力来迫使医院方面让步，达到泄愤和获取经济赔偿的目的。而医院方面为了维护医院的声誉和就医环境，只能够按照维持医院正常秩序要求处理，致使大多医院通过高额金钱赔偿和处罚当事医生来息事宁人，造成"医闹"产业化、集团化、非制度化的解决途径成为常态。医患矛盾非制度化解决的常态化一方面加大了医生的职业风险和工作压力；另一方面往往会给社会一种"不闹不解决、小闹小解决、大闹大解决"的示范效应，这就进一步诱发和强化"医闹"现象，致使医患矛盾进一步显化和频发。

（四）舆情引导不当是医患矛盾走向复杂的重要原因

大众媒体在医患矛盾发生、发展及处置过程中扮演着极为重要的角色。特别是在微信、微博等新媒体背景下，医患矛盾事件往往容易得到迅速传播和扩散，成为社会关注的热点和焦点。媒体有时为了吸引眼球，也会在未搞清楚真相之前而进行不适当的炒作，形成不利于医患矛盾化解的舆情环境，如某医科大学附属医院的"丢肾案"，就是个别媒体的恶意炒作所致。当前，对于医疗卫生领域过度的负面报道、医患矛盾发生后新闻舆论不客观的立场和不专业的报道分析及近年来盛行的媒体炒作，对医患矛盾的激化升级起着推波助澜的作用。对舆情引导不当不仅增加社会的不信任感，而且会加剧医患关系的紧张，使医患矛盾更加复杂。

四、对医生权利的保护不力

医生的权利是指医生的利益在法律关系中的体现。根据我国《执业医师法》规定，医生除了享有从事医疗活动及相关的基本权利之外，在执业活动中，还应保障人格尊严、人身安全不受侵犯和获取工资报酬和津贴，享受国家规定的福利待遇。人身安全与人格尊严不受侵犯是法律赋予每个公民的基本权利。而在诊疗过程中经常有医务人员遭受患者及家属的辱骂，还有的医生经历过患者的威胁与恐吓，有的患者或其家属采取了极端行为，导致了医疗工作无法正常进行。由此可见，医生及医务人员在医疗过程中的人身权利保护现状亟待改善。医生工作风险过大，其中有的医生认为风险的主要来源是患者及其家属由于不理解而发生的暴力行为；有的医生认为风险来自医疗纠纷带来的诉讼；有的医生则认为医疗工作与患者的生命权紧密相连，社会对其工作性质的理解不够也给他们带来了沉重的心理负担和压力。

医疗行为本身具有风险性的特点，一是受到现有医疗科学技术发展的限制，有许多疾病还未能找到科学的治疗方法，医疗界也面临着许多的无奈；二是患者存在个体差异，治疗方法也会因人而异，受时间、地点、情绪等客观因素的影响，医疗风险总是不可避免。因此，患方在接受医疗救治的同时，也要承担相应的医疗风险。

由于医患双方在医学信息掌握上存在着严重的不对称，在这种情况下，信息沟通显得尤为重要，它包括患者对提供的相关信息内容、目的及对自己行使同意与否产生的后果有充分理解，这种理解具有可靠性和有效性。有些医生在告知过程中敷衍了事，交代病情不明确或者夸大病情和不良反应，导致患者对疾病认识有所偏差，患者在对疾病的认知、理解与判断方面与原有疾病的发生、发展与转归有较大的出入。一旦患者对医生的治疗结果不满就会把责任全部推给医疗机构或医生。患者在就医过程中，常常走了多家医院，同一种病，在治疗方法上不同的医院有不同的方法，采取的治疗措施不可能都一样，如果一个患者要求一家医院按别的医院的治疗方法给他治疗，医生会很为难。同一种病，会因为患者是儿童、年轻人、老年人等不同对象而表现方式不同，医生之间的治疗方案难免有所不同。医方对患者施以危险性医疗行为时，如输血、手术、创伤性检查等均需要与患者签订医疗知情同意书。患方在充分审阅之后只要签订，即可产生法律效力，但前提是医生必须在充分告知的情况下，否则，患方有权因医方没有做到告知说明义务或未达充分程度而向医方提出违反医疗告知说明义务，医疗知情同意书无效。

以医生信誉评价体系为核心构建的患者自主择医机制可能是解决问题的有效途径。医生的信誉评价体系应当由医疗卫生行政部门制定标准，医疗机构具体操作，将医生按照业务水平与医德医风水平划分级别，引导患者进行自主择医；同时，将医生接待患者的人数作为考核医生的一条重要标准。这种做法无疑会在医疗行业内引发竞争，改变患者在医院中被平均分配的现状，同时这种竞争使得医生为了吸引更多的患者而在态度、质量、医德等方面规范自己的行为，从而减少医患冲突的发生。

医患关系、医疗行为，事实上都具有技术与非技术两个层面的意义，医生运用自己的专业技术、遵守一定的专业规范对疾病进行诊断与治疗首先是技术层面的东西。也正是该技术层面东西的存在，患者才相信医疗专家，才把自己生命健康的希望托付给专家。患者入院挂号就诊时，就意味着认可了医院的各项规章，医院也承认了患者的各项要求的合理性。尽管医院和患者各自的要求并未特别地写出来，但这些都是约定俗成的惯例，因而在医患之间存在着无形的契约。当然，患者托付自己与作为专家的医生及医生以自己的专业技能对患者进行救治时，患者与医生之间也产生了一个广泛社会意义上的非技术性关系。技术关系由专业技术规范加以确定，而非技术性关系则需要由一般道德伦理规范加以掌控。正因为是外行与专家之间的托付关系，那么这个关系就不能够简单地归结于一个人与人之间的一般伦理关系，即使是医生与患者之间存在着所谓服务与被服务的消费关系，这个关系也与一般的消费交易关系有本质的差异。

也正因为建立在契约之上的是外行与专家之间的托付关系，患者本身也应当承担一定的义务。

五、引发医患纠纷的根源

通过对医务人员和患者的调查分析可以看出，医务人员和患者对医患关系中一些相关问题的认识具有明显的不同，而这种种的差异正是引发医患矛盾的根源所在。

（一）医患双方对法律中自身权利和义务的认识存在着差异

绝大多数医务人员对于自己的执业权利和义务有一定的认知，对于患者在就医中的权利和义务也比较了解。但是大多数患者对相关法律、法规中赋予患者的权利并不十分清楚，甚至有的患者完全不知道他们在相关的法律法规中还赋有权利。正是这种对自身权利及义务的模糊不清，导致患者不知道该如何保护自己的权利，一旦发生了冲突，也不知道该如何正确处理。大多数执业医师就职于公立医院，发生医疗事故或医疗纠纷后，多数患者与医院协商解决，部分患者通过司法程序解决。无论何种程序，医院为了保持正常的医疗秩序及对当事人的人身保护，往往充当保护者角色，承担了从接待患者到出庭诉讼和赔偿的大部分工作。长此以往，部分医师认为出了事有医院兜着，自己不会有什么损失和风险。例如，少数医师与患者发生纠纷后，没有采取应有的危机处理措施，仍然是我行我素，甚至激化矛盾，毫不负责地将矛盾交给医院解决。另一方面，医疗事故鉴定是由医疗专家来完成，部分医师认为，同行专家会对某些问题有一致的看法，甚至认为同行会采取保护措施。第三，部分执业医师误认为已经参加了医疗责任保险，自己经济上不会遭受损失以至于不认真检讨发生事故与纠纷的原因。应该看到，随着法律、法规的完善，医疗事故的责任追究会越来越严，这种潜意识中事不关己的误区必须尽快摒弃。

（二）医患双方在对医疗纠纷产生原因的认识方面也存在着差别

对于医疗纠纷产生的原因，医务人员和患者均认为主要原因在对方。医务人员认为主要原因在于患者医学知识缺乏，期望值过高；其次，认为媒体导向不正，社会风气不良。而患者则认为医疗纠纷越来越多的原因主要来自于院方，包括医疗技术质量、医务人员责任心和医疗服务态度。这种认识上的差异使得医患双方在医疗过程中都对对方心存戒备，不信任成为医患矛盾产生的隐患。

（三）对医患纠纷发生后的处理途径的差异

大部分医务人员和患者都比较倾向于双方协商解决，而不太愿意采取行政调解和司法诉讼，主要担心后两种解决途径处理过程繁琐，处理不公正，缺乏透明性。但是医患纠纷发生后，双方关心的重点各有不同。医务人员最担心发生"医闹"及人身安全无保障；而大部分患者则最关心处理过程的繁琐和处理机制的透明性问题。同时，医患双方对医疗纠纷处理结果对双方权益保护的满意度存在较大差距。医务人员多认为目前医疗纠纷处理不公正，保护患方过度，医务人员处于弱势被动地位；而大多数的患者则认为相关法律中对患者的保护程度不够，还需加强相关的立法来保护患者的权益。医疗纠纷发生后，双方的对立态度往往导致纠纷不但不能迅速解决，反而进一步激化。对于人们日益增长的医疗需求，由于医学水平的局限与卫生资源的短缺，我国绝大多数患者还无法享受到发达国家高质量的医疗服务。正是由于患者的需求无法充分得到满足，医生便成为他们负面情绪的泄洪口，为医患之间矛盾频发埋下了隐患。

（四）法律法规的缺陷和制度不完善不利于医患矛盾的有效解决

我国现有的医疗卫生行业的法律、法规尚不完善。

（1）我国对保护患者权利的法律、法规还未形成体系。患者的具体权利规定分布于近百部不同位阶的法律、法规中，且一些法律、法规的相关内容相互矛盾。

（2）《中华人民共和国侵权责任法》对医疗损害责任做出了明确的规定，但是出于对患者权利的保护，从举证到责任认定都使医生一方处于被动的位置。这导致在医疗过程中，很多医生出于对自身权利的保护，刻意规避医疗风险。救治病患首要考虑的是可能产生的医疗意外而缺乏积极主动的治疗行为，本应由医生高度智化的医疗行为异化为千篇一律的流水线操作流程。曾经把悬壶济世、救死扶伤、妙手仁心等良医操守退化为过度保守的庸医。

（3）化解医患矛盾的立法缺失。我国现行调整医患关系主要依据有《执业医师法》、《医疗机构管理条例》、《医疗机构管理条例实施细则》、《医疗事故处理条例》、《医师、中医师个体开业暂行管理办法》、《卫生行政执法处罚文书规范》等法律、法规和规章，这些调整医患关系的法律规范多数是行政法规或规章。效力不高且不完善，相互间缺少整体性、系统性，而且存在一定冲突。重要的法律法规呈缺失状态，缺少权威性的专门的法律。立法上的缺失最终导致司法实践法律适用的不统一和随意化的倾向。实践中，许多急于解决的医患关系重要问题往往找不到法律依据，存在无法可依现象。

（4）由于将救死扶伤的医疗行为异化为商品消费行为，患者对医生求医问药的虔诚崇拜没有了，剩下的只是花钱看病、花钱买药、多退少补的商业行为。医院也出现了优质优价的病房，也有了VIP患者。

（5）医患矛盾处理机制不健全。目前我国立法中规定的处理医疗事故的三条途径为协商、调解、诉讼。然而这些处理途径在实际操作中却屡屡遇到困难，现行处理机制不能有效解决医患矛盾。首先，医患双方协商解决纠纷虽然方便、节省，但往往由于知识、信息、经济实力等方面的不平等，很难做到真正的平等自愿，容易造成协商破裂或反悔，使纠纷的处理过程变得繁琐冗长，所以效果比较差。致使医疗纠纷发生之后，当事人往往规避正规的解决途径，试图通过非正常途径解决。例如，毫无原则的私了、"医闹"现象的出现，严重阻碍了医患之间的和谐发展。其次，民众意识中存在着卫生行政部门与医院是"一家"的观念。卫生行政部门与医疗机构是监督管理的关系（即医政管理关系），这势必使患方难以相信卫生行政部门能报以公正的态度实施调解工作，这也直接导致了很少有患者选择该途径解决医患纠纷。司法诉讼中的普通法官往往对医疗服务中医疗行为和患者权利的特殊性、专业性认识不足，难以科学、公正地判定医疗纠纷的是非曲直，因此诉讼结果往往无助于改善医患关系，而是加重了医患矛盾。

（五）医患矛盾的根源在于利益的冲突

由于缺乏专业的医学知识，人们对于医生存在着过高的治疗期望，对于医学的不确定性和高风险性认识不足。认为没有治不好的病，期望自己或家属的病患集中于大型医院。而患者一旦期望落空，心理上的强烈落差会让他们把医生当作发泄负面情绪的主要对象。而一旦出现医患纠纷，管理部门只求息事宁人，一味对患者妥协，完全无视医生权利的保护。多年的医疗改革进行到今天所面临的问题仍层出不穷。当然，新医改方案提出的具体规划措施如果能得以贯彻，那么"看病难、看病贵"有望得到逐步缓解，卫生资源配置公平性问题也有望被落实。医疗保障制度所存在的问题也是导致医疗纠纷不断产生的重要原因，现今社会上还有相当一部分人处于医疗保障范围之外，特别是一些最需要保障的社会低收入者、贫弱群体仍享受不到基本的医疗保障。我国现行立法中还缺少政府对公民医疗保障责任的具体规定，这使得在市场经济条件下，很多医院会考虑从患者身上来寻找利益的渠道。这势必会造成医疗机构与患者之间严重利益冲突，导致医患之间的关系紧张。

六、应对医患矛盾的对策

（一）重塑诚信法制体系

医患诚信的提升有赖于医患之间权利与义务的法定化才能得以实现，对症下药才是解决之道。依法明确医患双方的权利与义务，可以使医患双方具有共同的行为规范和认识问题的出发点，促进医患相互了解。根据医疗活动的特点，当前构建诚信科学的专门医卫法律体系，明确医患权利义务关系，已经成为解决我国医患诚信危机，促成医患信任的一剂良药。法律严格规范整个医疗过程中医疗机构及其医务人员的各种行为，包括医疗机构及其医务工作人员的权利、义务，医疗损害的范围，医疗侵权损害的构成与归责，赔偿制度等内容，以此加大保护患者合法权益的力度，使医患双方的权利义务关系真正达到平衡与和谐。对患者的医疗救治权、知情同意权、人格尊严权、隐私权、名誉权、医疗选择权等权利作系统规定。法律的规制会有利于使这些权利得到有效的保护，可以大大减弱并逐步消除医疗冷漠行为的存在，使医疗过程中充满理解和互谅互让的信任。因为只有真正的公正、公平能保证医疗行为中正常诊疗秩序和正常的医患关系，确保医学科学技术水平的健康发展，体现为广大人民群众健康服务，促进医患关系缓和。对于患者来说，在医疗活动中也必须履行一定的法定义务，在法律中应同时详细规定患者的义务，如尊重医护人员、在医疗活动中如实陈述自身信息及支付医疗费用等相关义务的内容。

（二）建构完善的全民医疗保障制度

减少贫富之间健康保障状况的不平等，使支付能力有限的贫弱群体优先得到基本的医疗卫生服务资源的分配。逐渐扩大医疗保障范围，提升保障水平。应普遍推行医疗责任保险，以减少防御性医疗行为，最大程度地保护患者权益，同时进一步明晰政府在全民医疗保障中的角色地位，对困难群体的医疗保障应承担主要责任，加大对困难群体的医疗救助责任。应确立基本的医疗保险制度、医疗责任保险制度和医疗救助制度。

（三）扩大医疗领域立法，推动立法进程

我国目前医疗卫生领域立法滞后、内容零散、缺乏规划与协调，形式单一，效力较低，对此应建立健全科学、合理、完备的医事法律体系，进行高层次、高水平的立法。当前的主要工作是尽快完善相关立法，应着重建立健全、具有权威性的专门立法工作，例如，应尽快出台《医疗事故处理法》(《医事法》)、《患者权益保障法》(《医疗行为法》)、《全民医疗保障法》、《医疗合同法》、《医疗侵权法》等在内的规范医患关系、解决医疗纠纷的专门法律。建立医疗责任保险制度。在借鉴国外有关医疗责任保险的成功做法基础上，建立健全强制医疗责任保险制度，分解医疗服务机构和医务工作者的执业风险，及时对遭受医疗意外事故的患者及其家属进行补偿，发挥其防范医疗风险和化解医疗纠纷与矛盾的功能，提高医疗纠纷与矛盾的处置效率。

（四）加强沟通技巧，提高服务质量

医生如果能够深刻意识到日常工作中涉及患者权利的环节，并通过有效的方式予以考虑和尊重，医患的关系就会得到认可和肯定，医患纠纷就会得到化解。

1. 治疗接待要合理到位 当患者入院挂号选择医生看病时，医患之间就确定了关系，门急诊医生在接诊上要做到公平、公正、一视同仁，不能因为患者经济

状况的优劣、是否具有社会福利保险、病情是否复杂等因素选择性的为患者诊疗，作为医生要"视病而医"，万万不能"视人而治"。如确实存在某些客观情况而无法对就诊患者进行医治或需中止治疗，要向患者及家属讲明原因并给出相应的建议，特别是急诊患者就诊时多数为病情危重，作为医生要按照程序和规范及时予以处置，如请相关科室会诊、向上级医生汇报病情、实施基本的抢救措施等，并在病历中详细记录诊疗过程，切忌草率处理或不做任何处理就将患者拒之门外。

2. 语言沟通不能忽略 诊疗过程中要多和患者及家属沟通，把所用的药物及检查的目的、方法向其说明，并提供在医学领域可以选择的多种方法，让患者及家属认可医生所采用的治疗手段并配合治疗。多谈及治疗方法的相关问题，诸如选择此方法的利与弊、经过治疗后病情能控制到何种程度及在用药过程中可能会给患者带来哪些不良反应等。同时随着治疗的进展，当患者进入恢复阶段时，语言的沟通更要细致到位，例如，对于手术患者术后所能恢复到何种状态、恢复过程需要的时间、患者需要注意的事项都要予以说明。对于需向外界公布的病例事迹报道等，应先与所涉及的患者进行沟通，征得其理解和同意。通过语言交流让患者充分了解治疗事宜，既能使患者有种被重视的感觉，感到自己的知情同意权力被保障，也能很好地理顺医患之间的关系，减少医患纠纷发生的诱因。运用语言与患者沟通时，还要注意讲究说话的语气、措词，尽量采用通俗的语言，让患者能听得懂，沟通的效果才会事半功倍。

3. 病历记载要全面 病历记载是医患交流最为常见和有效的形式，医生对患者的告知和交代都以文字描述形式体现，通过病历内容可以反映出医生是否尽到了告知的义务，诊疗过程是否得到患者的认可。因此病历记录的内容能够体现患者权利特别是知情同意权是否得到尊重，如果病历记载全面完善，病历内容均得到患者知情认可，那么医患纠纷就能消失在萌芽状态，或者当医患纠纷发生时，医生也有充分的证据保护自己。当遇到需向患者说明交代，或要使用某些药物或检查及治疗方法时，需向患者告知说明，并把患者的态度和意见予以记录，签字确认。这样会避免未来出现医患纠纷时因缺乏证据而无法核实医疗过程及医患行为。

4. 术前交代要周全详细 外科手术的术前交代是较为常见的告知形式，通过手术预定书的内容反映患者手术可能遇到的风险及术后可能遇到的问题等，因此医生要充分利用这一形式，周全考虑，把术中、术后可能存在的风险甚至后期遇到的各种情况尽量详细交代。需要医生注意的是，术前的交代不要仅局限于手术预定书所固有的模板形式，因为模板内容只能体现该专业手术的患者所共有的风险特征，不够详尽具体，因此要适当作些补充，如添加一些针对该患者可能产生的风险或不良后果，做到让患者全面了解手术过程及治疗情况，有充分的"思想准备"，并尽可能让患者本人签字。

5. 术中交代要及时恰当 外科手术患者还应注意的是术中的交代。由于患者病情复杂，术前讨论内容及治疗方案不一定完全能够适合患者，当患者手术期间由于某种原因而需要改变麻醉方式、术式，甚至增加或更换手术者等情况，都要和患者或者家属及时告知说明，取得患方理解，并通过签字署名的形式达成共识。对于某些外科大手术如截肢、某些脏器切除时，在处理废弃的器官和组织之前，一定要把这些材料让家属过目，并听取患者或家属的意见，得到允许后医生再行处理。

6. 做好出院前的告之　患者出院时，医生还要注意出院小结的书写，要将出院医嘱写得完善周密，并给予必要的康复建议，使患者充分明白医生的建议，以保证患者回家后也能顺利恢复治疗，避免出现后续问题以"未被告知"的理由与医生纠葛。

综上所述，通过重视患者权利的方式可以达到缓和医患关系的目的。医生应明白，在日常工作中自己所做的各项重视患者权利的行为，实质上也是为减少或避免日后的医疗纠纷困扰所做的自我保护，可以说，"重视病人权利就是在保护医生自己，就是在化解医患纠纷"。医患关系和谐了，医疗卫生事业也会得到进一步的进步和发展。

（五）加快医疗责任保险的实施

出现医疗事故时，医生只需承担患者赔偿的 20%，其余则由保险公司承担。这样不但可以保障医生的权利，也可以免除医生在诊治过程中的后顾之忧，尽心尽力救治患者。目前我国部分地区已经建立和推行了医疗责任险，做了许多有益的探索。在条件成熟时，应尽快将医疗责任保险纳入法定保险，使医疗责任保险强制化。政府应当像推行机动车第三责任保险那样，在全国范围内强制推行医疗责任险，并将其纳入法制管理轨道。

（六）建立健全医患矛盾的化解机制

对于医患矛盾的预防与化解，一些国家已经建立了比较完善的制度，值得我们学习和借鉴。在加拿大，主要通过分流患者，减少医生与患者的直接接触来防止医患纠纷的发生。加拿大的医疗体系分为家庭医生、专科医生、专门医院三大环节。患者生病时，首先由家庭医生出诊，由家庭医生决定患者是否应该去找专科医生或是专门医院就诊。而加拿大的医生是自由职业者，很少固定在一家医院工作，而且非手术轮候的时间一般不在医院坐班。病患能直接接触的家庭医生不负治疗责任，负有治疗责任的专科医生、医院又很少与病患直接接触。加拿大，医生只有处方权，并不负责药物的销售。这样，医生与患者之间并不存在直接的金钱关系，也有效地减少了医患之间纠纷发生的可能性。我国已有部分地区实行家庭医生的做法，并正在进一步推行医师多点执业政策，这样也可以减少医患矛盾发生的可能性。

（七）建立统一、权威的医师评价体系

古话有云：医者父母心。然而，在市场经济的冲击下，这份父母心在经济利益的驱使下逐渐淡化，甚至变质。医生的工作关系着患者的健康和生命，这既是压力，更是一种义务、一种责任。只有保有一颗医者的父母心，才能重塑患者对医生的信任。当然，将医德建设仅仅停留在道德层面和精神层面是不够的，有必要建立完善的医生评价、监督体系。对医生执业进行持续的评估和记录。对医德高尚的医生通过记录加以肯定，作为职称评定、晋升、奖励的主要依据之一。对医德有所欠缺的医生进行及时有效的纠正和警示，如果在限期内没有改正，则予以相应的处罚。同时，评估和记录的主体应该不局限于医院和医疗系统内部。要建立医疗机构之外的社会评价系统，增加医生职业评价的透明度。建立合理、完善的奖惩机制，将医德与权利挂钩，既能加强医德建设，也更有利于树立患者对于医生的信任与信心，缓解医患矛盾。

（八）健全医疗纠纷突发事件的预防与应急处置机制

在医疗纠纷和矛盾频发的态势下，积极推动和健全医疗纠纷突发事件的预防与应急处置机制是有效化解纠纷和防止矛盾激化升级的有效途径。

（1）医疗卫生服务机构要定期对医疗纠纷案例进行分析研判，对医疗安全隐患和薄弱环节及时进行预警和干预，最大限度消除纠纷隐患。

（2）建立医患突发事件的应急处置预案，建立应急处置领导小组，明确其职责，确立应急响应的原则和条件，规范应急响应的流程，针对事件发生、发展的不同阶段，进行合情、合理、合法地处置。

（3）健全公安机关与医院之间的联动、联防与联控机制，提高对由医患矛盾引发的突发事件的应急处置能力，迅速掌握现场情况，控制事态发展趋势，有计划、有步骤地进行现场处置。要打击伤医事件，严格区分医患矛盾与刑事犯罪的界限。

（九）引导与规范社会媒体对医患矛盾的宣传报道

在信息化时代，新闻媒体对大众舆论具有极为重要的影响，不实的报道往往会导致本就紧张的医患关系雪上加霜。加强对社会媒体的引导和规范，促进其宣传报道行为的良性化是化解医患矛盾的重要途径。

（1）引导媒体履行其社会责任，督促其秉承客观、公正的态度，全面、真实、严肃地进行宣传报道行为，不断提高医疗新闻报道从业者的专业素养。

（2）建立和完善医疗纠纷与矛盾方面新闻报道的审查制度，从社会舆论传播的源头把好关，坚决杜绝不实报道、带主观臆想和个人偏好色彩的报道以及有关药品医疗方面的虚假宣传。

（3）建立和完善失实报道的责任追究制度，对于造成不良影响的虚假宣传、失实报道的责任人进行责任追究，对于恶意丑化中伤医疗机构和医务人员而引发群体性事件应按扰乱公共场所治安罪论处。

我国医患矛盾的产生和当前激化趋势，既有历史原因的作用，也有现实因素的影响；既有体制、机制和法规制度等客观方面的原因，也有相关各方的主观认知方面的原因。有效防控医患矛盾，必须从多层次多方面全方位入手对症施治，首要"治标"，通过采取应急措施，缓解表面症状，为"治本"赢得时间和营造氛围；重在"治本"，必须着眼于保障人民健康，促进医患和谐，维护社会稳定的大局，直击引发医患矛盾的要害，彻底根除引发医患矛盾的"病灶"。

思　考　题

1. 当前我国医患关系的现状如何？其原因有哪些方面？
2. 临床上患者权利被疏忽和侵犯的现象有哪些？
3. 如何化解与协调医患矛盾？

第五章　依法行医　依规治病

改革开放以来我国经济有很大发展，人民健康水平有很大提高，为人人享有医疗权创造了有利条件。由于我国仍处于社会主义初级阶段，生产力水平还不高，现在卫生事业发展现状与经济发展仍不适应，地区之间、城乡之间发展不平衡，卫生投入、资源配置仍不合理，尤其贫困农村缺医少药还相当突出，看病难、住院难、看病贵问题没有得到根本解决。因此，必须深化卫生改革，坚持低水平、广覆盖政策，从思想上、措施上，从人、财、物各方面确保优先发展和保障基本医疗，这是一项紧迫的任务。

一、依法行医、知情同意是医患沟通的底线

在医疗实践中，医患双方的权利存在明显的差异，这与医疗的特殊性及传统医患模式有密切关系。在医疗过程中，患者由于缺乏医学知识，而医生则以主导者姿态来实施其意志，患者主观能动性往往被排斥，其权利的享有受到限制。在当前医患纠纷呈现上升趋势的情况下，其中患者认知权和知情同意权、人格权和隐私权弱化更突出。

如下腹部手术时，医生发现患者阑尾红肿，在未征得患者或家属同意的情况下，将其阑尾切除。虽然患者术后痊愈出院，但因此引发医患纠纷，最后患者上诉法院，认为医生在患者不知情的情况下切除患者的脏器，侵犯了患者对自己"物"的权利，应承担民事责任。对此，医院认为，医生在手术方案外切除患者有病灶的组织器官，使患者免遭再次手术之苦，是为患者的健康利益考虑。也有人认为，只要符合手术常规，医生不经患者或家属的知情同意而切除患者有病灶的组织器官是没有错的。这实际上也是为保护患者的健康利益。如此说来，上述案例中，患者不仅不应谴责医生，还应感谢医生，起码患者或家属不应该到医院"无理取闹"。但是，这些医务人员忽视了一个重要问题，即医生对于患者知情同意权利的尊重。应该肯定，此案例中，医生的动机是好的，手术也是符合手术常规的。但是，手术医生却忽视了医患双方价值观的不同。患者对是否接受手术及手术范围的选择具有自主权，这是由手术的创伤性、风险性及费用的可承受性等决定的。在手术前，医生让患者或家属签署知情同意书，就体现了对患者自主权的尊重，也表明了患者和家属对医生的信任和对手术风险的认同及分担。不仅如此，在手术中如果发现患者的病变与术前的诊断有出入，需要改变手术方案或扩大手术范围，仍然需要取得患者或家属的知情同意或知情选择。若病情紧急来不及与患者

或家属商量，那么术后也应该向患者和家属说明，取得患者和家属的理解。

显然，上述个案中，由于医生术前检查不够仔细，因而对手术范围估计不足，术前签署知情同意书时问患者或家属的交代也就不够周全。术前没有交代，术中和术后也未与患者或家属商量或说明，则很可能造成医患纠纷。知情同意和知情选择，既是患者的道德和法律权利，也是医务人员的道德和法律义务。关注患者的权利是时代的要求，是人民群众的愿望，也是卫生部门、医务工作者的责任，只要全社会关心和重视，卫生部门和医务工作者时时处处为患者着想，并采取切实可行的措施，关心爱护照顾患者，为患者服务，那么患者的权利就会逐步得到实现。

二、规范医疗行为，提高管理水平

从众多的医疗事故证明，不少医疗事故的产生均与医务人员违反操作规程和医院管理不善、规章制度不健全有关。

某市妇幼保健院曾发现了一例手术感染者，表现情况是术后伤口超过正常时间不愈合，然后是伤口暂时愈合，但不久又肿胀破裂溃败，如此反复多次，本应由组织吸收的羊肠线却被从伤口处排出。当时以为是天气热、个人抵抗力不强所致。在发生4、5例这样的病例时，有医生提出这不是一般的感染，而院方负责人未予重视，继续接受新患者进行手术，在此期间感染者的数目急剧增加。以后在该院做手术的292位患者，有130多位被证实感染，此时，院方才停止手术安排。经院方与其他各地专家共同诊治，确认病因是"非结核分枝杆菌感染"，这是一种极其罕见的感染。由于无法预见治疗前景，因此未能预见这一事件可能造成的后果。经调查，这次感染事件是由于手术器械消毒的消毒液出现配制错误，制剂员将浓度为1%的消毒液按20%的浓度进行稀释，从而导致了这起事故。院方对该制剂员给予一定的行政处分。根据规定，医院自配药剂，需向省一级主管部门提出申请并备案，但这起事故根本的原因是妇幼医院自配药剂却又缺乏相应的管理和监测。制剂室在购进原料后没有按规定检测，配剂后又没有按规定检测浓度，一系列的违规操作终于酿成了事故。

对于这次病菌感染事件，院方有关负责人也应负有不可推卸的责任。当仅出现4、5例感染时，就有医生提出该感染属于非一般性的感染，但院方负责人对此并未引起足够的重视，继续收治患者手术，导致感染人数大规模增加。对此事件定为医疗责任事故无可非议，有关人员接受行政处分也在情理之中，并应给予患者一方经济赔偿。因此，规范医疗行为提高科学管理水平是医院管理工作的一项重要任务。

（一）应将管理水平作为考核标准

当前，不少医院院长是从临床第一线选拔起来的，他们虽然担任了医疗卫生机构的领导职务，但缺乏系统的管理知识和经验，如不主动研究学习管理知识，又不把主要精力放在提高管理水平上，这样就会造成管理水平低下。同时，我国实施任期目标管理责任制、特别是聘任制以后，不少管理者存在有"临时"观念，有的医院领导班子像"走马灯"似的转换，造成了思想不一致，工作不协调，不放权不敢管的现象经常出现。由于管理水平低，必然带来工作秩序的紊乱，差错、事故的发生也就在所难免了。因此，防范医疗事故，必须加强医院管理队伍的建设，努力稳定管理队伍，提高管理人员素质。如何识别、选拔、使用、培养人才，做到"人尽其才，才尽其用"是医院领导科学管理的一项重要任务。这项工作的好坏，直接关系到医院是否具有生机和活力，直接影响到医院的服务质量。同样，科室主任选用不当，造成科室秩序混乱，纪律松弛，出现工作失职，以致酿成医疗事故的案例时有发生；严格检查起来，都是领导工作失职的表现。

（二）健全医院核心制度是基础

医院的工作制度是保障医护工作秩序、提高防治质量、防止差错事故的重要法规。原国家卫生部颁布了《我国医院工作条例》、《医院工作制度》和《医院工作人员职责》，它是各级各类医院进行工作的准绳，是医务人员进行医疗工作的守则。从全国来看，绝大部分医院都有比较健全的规章制度和责任制，但有章不循的现象还严重存在。在众多的医疗事故中，最常见的是违反查对制度、手术制度、值班制度、输血输液制度。违反上述制度带来的后果一般都是比较严重的，其性质也是以责任事故为主。这种情况的出现，除当事人有直接责任外，其科室领导、院领导亦有不可推卸的管理责任。

（三）要以提高防治质量为中心

全面质量管理是医院科学管理的核心，是有效防止医疗缺陷的重要手段，涉及医疗、护理人员，还有医技、后勤各个部门。要把建立、健全医院规章制度、各级人员责任制、技术操作常规和各项技术标准作为院、科两级工作的重点。院、科负责人必须亲自抓保证医疗质量的关键制度，如三级医师查房制度、疑难及死亡病案讨论制度、手术室管理制度、危重患者抢救制度、查对制度、急诊制度、差错事故管理制度、病历书写制度等。医技科室属于技术密集型科室，随着医学科学技术的发展，新的检查技术和手段不断更新，临床诊断和治疗对医技科室的依赖程度越来越高。因此，医技科室在技术装备、技术水平和工作质量不断提高的前提下，应加强对医技科室人员的管理和教育。后勤工作要树立为患者服务的责任感，重点保证水、电、气、暖的供应，对医疗器械、救护车辆及时维修，确保安全运转。医疗实践证明，只有做到各就各位，进行以提高医院防治重点为中心的科学管理，才能从制度上确保医疗安全。

（四）提高服务水平，确保医疗安全

不断提升服务水平，确保医疗安全，是有效减少和杜绝医疗纠纷的重要保证。

1. 以患者为中心　医护人员要树立以人为本、以患者为中心观念，要以人道主义精神对待患者，尊重人的生命价值、尊重患者人格、尊重患者健康和医疗保健权利，时时处处关心同情患者。因为患者得病后，他们比正常人更需要得到周围人群的理解与关怀，特别是医护人员要重视患者的感受、情绪和要求，多与患者交流，当医患双方发生矛盾时，医务人员要理智、宽容、体谅患者，冷静、耐心地安抚和劝导患者，尽量使大事化小，小事化了，这样做可以增加患者对医务人员的心理安全感，并取得意想不到的效果。

2. 维护患者身心健康　医疗的目的是防病治病，维护患者身心健康，促进社会发展。医院和医务工作者思想认识和服务方向要从重视治疗转到重视预防、防治结合，促进自我保健上来。从人力、物力、财力上大力发展农村卫生、城市社区卫生保健和全科医学。医疗服务质量反映医务工作者的道德水平，因此，加强医德建设，形成良好的医患关系很重要。

（1）加强职业道德教育：加强职业道德教育的目的是，通过有组织地进行系统的医德教育，使社会主义医德的理论、原则、规范和准则逐步变成每个医务人员的自觉行动，使中华医药优秀的传统道德得以传承，形成高尚的医德品质。一是各级各类医院要将医德教育列入继续教育课程，经常性地对全院职工进行定期的专题医德讲座；二是医务人员尤其是各级医疗机构的领导要以身作则，发挥示范榜样作用。

（2）力行医德修养：医德修养是医务人员依照医德理论、原则和规范进行经常性的反省、检查、自我剖析，努力在实践中逐步形成的高尚医德品质。自觉的实践活动，它要求医务人员要经常地防微杜渐，自觉力行慎独，在实践中改造自己。努力做到在个人独处无人监督时能坚持医德信念，履行医德原则和规范，自觉进行反省活动，要牢记"勿以恶小而为之，勿以善小而不为"的古训，始终保持高尚的道德境界。

（3）开展医德评价：就是根据医德评价标准对个人或集体的医德行为做出道德的或不道德及医德水平高低的判断。其主要有两种类型，一是社会评价，即患者、社会、同行对医务人员个人或集体的职业行为，做出是与非、善与恶、美与丑的判断。这是最重要的评价。现在医疗单位实行的患者选医生和末位淘汰制就是一个很好的医德评价改革措施。二是自我评价，就是医务人员对自己的职业行为进行反思、警戒自己的非道德行为。通过医德评价起扬善避恶作用。

（4）提高服务质量：全心全意为人民身心健康服务是卫生工作的目的，又是医务工作者的宗旨和责任，因为它是一种有益他人、集体和社会的思想行为，是一种自知、自愿、自觉的道德行为，因此，医疗卫生单位要制订服务措施，扩大医疗预防保健服务内容和形式，处处方便群众，不断提高服务质量。医务工作者，要以良好的服务态度，满腔的热情真诚地为人民身心健康服务。

3. 严格执行法律法规，确保医疗安全 近年来，医疗差错和医疗事故不断增多，医疗纠纷已成为社会热点之一，引起医疗纠纷的主要原因是医务人员和医院管理人员没有严格执行有关法律法规和操作规程，而造成严重的责任事故。因此要从根本上减少医疗纠纷，防范医疗事故确保医疗安全，就必须学法、守法、执法。

（1）开展卫生法制宣传教育，提高医患双方法律意识：医务人员懂医不懂法，对相关的法律知识不甚了解，在日常工作中，法律意识淡漠，不严格按操作规程和技术规范进行检查和治疗，直至出现差错，产生纠纷，才认识到法律意识的重要。而有些患者则是既不懂医也不懂法，对一些常见病症的病理和治疗规程不了解，对一些医疗意外后果无思想准备，出现问题时，既不能接受医务人员的合理解释，也不能有效地找到维权的证据，从而解决纠纷，以维护自己的合法权益。因此，开展医疗卫生法制宣传教育，使广大医务人员增强法律意识，树立以法治国，以法行医观念，自觉地用法律规范约束自己，一切按法律办事，在诊疗护理中严格依照操作规程，这是减少医疗纠纷防范医疗事故的关键；同时，也应对患者开展卫生法制教育，提倡就医道德，对临床医疗上一些常见的并发症等情况进行普及宣传，让广大患者了解，从而加深医患之间的相互理解，有效地防范医疗纠纷的发生。医疗单位是公共场所，其正常的医疗秩序是不容任意破坏的；医务人员除了职业上的特殊性以外，他们与其他公民法律地位是平等的，他们同样有自身合法权益要受到法律保护。有些病员及其家属，缺乏应有的就医道德，稍有不满，就对医务人员破口大骂、大打出手，造成恶劣的社会影响，扰乱了医疗单位的秩序。对此，应严格依照法律，对责任者予以应有的处罚，保护医务人员的合法权益。

（2）严格执行《医疗事故处理条例》：医疗卫生部门各级干部和医务人员要切实严格执行《医疗事故处理条例》，医疗机构应设置医疗服务质量监控部门或配备专职或兼职人员负责监督本医疗机构内医务人员的医疗服务工作，检查医务人员执业情况，接受患者对医疗服务的投诉，向其提供咨询服务。严格依法处理医疗纠纷，维护法律规范的权威性就显得尤为重要。从法律上保证患者和医生的合法权利不受侵害，使医生可以在正常的工作秩序和环境下救死扶伤，从而减少并避免医疗纠纷。

（3）建立和完善医疗保健体系：我国自 20 世纪 50 年代开始实施"职工公费医疗制度"和"劳保制度"，而且对医疗事故的处理也往往采用补偿的办法。但是，随着社会经济的发展，这种医疗保障制度的弊端越来越明显地出现，已远远不能适应社会发展的需要。因此，建立和完善合理的社会医疗保障体系已成为改革的重点之一，其目标是形成医、患、保三方制约机制，使医疗卫生资源更为合理地使用，使更多的人能享有医疗保障，同时满足不同人群、多层次的医疗保障需求。

（4）建立医事赔偿保险制度：近年来，随着社会经济的发展，人们价值观念、健康观念的转变及维权意识的增强，医疗纠纷发生率大幅度地上升，有关诉讼案件逐年增多，赔偿金额越来越高，致使医院的负担越来越重，人们越来越意识到必须改革和完善我们的医疗保障体系，通过保险制度防范医疗纠纷，抵御医疗风险的重要。因此，医疗责任保险制度的建立无疑为解决医疗纠纷提供了一条途径，同时也有利于保护医护人员治病救人的积极性、主动性、创造性的执业精神，从根本上保护和增进人民身心健康，维护患者的合法权益。

思　考　题

1. 为什么说知情同意是医患沟通的底线？
2. 执业医师应如何提高执业水平？
3. 为什么说执业医师接诊是门艺术？

第六章 规范医疗文书

病案是什么？病案所反映的法律关系是怎么样的？这些问题有着各种不同的看法与争论。医院属于服务行业，是为社会成员提供医疗保健服务的一个法人实体，这个法人实体的行为能力只能为其服务对象提供其经营范围内的服务，而不是行使国家的刑事与行政方面的职能。当然，医院工作人员在行使医院职能的过程中，因故意或不作为（即没有按规章制度办事）可能会引起刑事责任，虽然此责任是在医疗服务过程中产生的，但已属于超出了医院职能的个人行为，而非医院行为，这种行为所产生的结果并不影响医院与患者当初已经形成的法律关系，其结果只能是行为人自己负责。因此，医院在行使其法人职能过程中为其服务对象提供相应服务时，双方的法律地位是平等的，在此过程中所形成的法律关系是民事法律关系。病案是医院向患者提供相应医疗保健服务过程中产生的，是医患之间产生民事法律关系的结果，它不仅是这种民事法律关系的证明材料之一，它还是医院提供和完成医疗保健服务的记录及实现患者权利的具体反映。

一、病案的重要性与法律意义

根据国家颁布的《中华人民共和国档案法》及《医药卫生档案管理暂行办法》规定，病案属于档案范畴，是医药卫生档案中的医疗档案，是医护及技术人员在医疗活动中行使医院的医疗服务职能所形成的、应当归档保存的医疗文件。档案有归档保存性，病案也有此属性。由患者保存的卡片式门诊记录及门诊手册在没有正式归档保存之前，仅属于医疗文件，不应定为病案，否则将失去对档案的起码要求。病案是在医患间确立平等的法律地位后，通过医务人员行使医院的医疗服务职能而产生的。医务人员非职务行为、医院的中介行为和被委托行政行为所形成的医疗文件不属于病案的组成，例如，医院为药厂做的药物临床观察、医院为完成有关行政部门要求的疾病流行病学调查及疾病的预防接种等，这些虽属于医疗文件，虽可属于医药卫生档案，但不宜归属于病案，除非在上述行为中因某些条件的出现，导致直接产生以前所述的医患关系。因此，病案及其组成病案的各种医疗信息载体是比较狭义的，即归档的门诊病案与住院病案及其相关的医疗文件。病案所有权包括病案的信息载体所有权——物之所有权，以及病案信息本身与反映信息的文字内容、图像、图片等的所有权——著作权。解决了病案的物之所有权，著作权就解决了病案的所有权。在这里关键是解决著作权的归属问题，因为按相关法律，一般原作品物之所有权从属于著作权人。

医患之间的法律关系产生，首先由患者提出医疗保健要求，医院根据患者的具体情况，最大诚信地提供医疗服务。在这过程中，患者不仅要向医院支付必要的费用，还要提供关系到医疗服务工作完成必要的患者个人信息资料，并积极配合相应的检查与治疗（除非患者明确表示不同意），患者的这些行为是他来医院实现其目的的代价，也是医院完成患者需求必不可少的先决条件。表面上患者协助完成了这些医疗文件，但这些医疗文件的价值直接转化运用在医疗服务的终极目标上，即治愈疾病或减轻疾病所带来的痛苦——医患双方的约定。医院方面，在诚实信用原则的基础上，为患者进行必要的检查与治疗，并记录病历，积极地完成医疗服务工作，在这过程中，医务人员不是简单地重复患者的叙述，而是包括图像在内的一切有关工作都融进了他们的思想——创作，这是著作权产生的根源。检查、治疗行为及记录病历是医疗服务的具体行为表现，不是患者来医院的目的，而记录各种医疗信息的载体物，也不是患者的约定与要求。因此，这些医疗文件及其产生的著作权应属于医院。

病案同时还载有卫生医疗信息，这是一种社会财富，如果丢失将不利于社会公共利益的维护，也与著作权法不符。病案记录了医院应承担的义务及患者权利的实现，它不仅记录了为患者服务的每个细节，而且还包含着患者与疾病有关的一切人身（包括隐私）记录。因此，病案从另一个角度来看，它的信息还反映了医疗服务清单和患者的人身权利。换句话说，医院病案所有权的使用是受限制的——不得损害患者的人身权利及得到医疗服务清单的权利。目前医疗服务现状是几乎所有医院都难于做到给予患者详细的医疗服务内容清单，做得比较好的也就是给患者详细的收费清单，这样做患者根本难于了解自己所得到的医疗服务内容及为什么会做某项服务，某种程度上剥夺了被服务者的知情权。

医院与患者从法律地位来看是平等的，但是患者相对于掌握医疗专业技术的医务人员来说，他的知识地位是相当不平等的，知情权的保护就显得尤为重要。现实中侵犯患者权益和医疗纠纷的事情常有发生。从我国现状及医疗病案管理习惯考虑，医院可以考虑将病案的复印副本主动交给患者，否则应看作患者对知情权的保留。由患者保存的卡片式门诊记录、门诊手册及相关的医疗资料，因医院将这些原件当复印件交给患者，视为放弃了原件的所有权，完善了患者的知情权，医院，在这方面就没有更多的义务了，但是按目前的做法，归档的门诊病案、住院病案医院必须负有妥善保管的义务，否则可能因病案原件内容的残缺、丢失，使患者失去实现知情权的机会。

病案作为医疗信息资源属医院所有，它可以依据所有人的意志及社会需要去利用它，现行相关法规也有相应的规定，目前医院只能在诚实信用的民法基本原则基础上行使自己的所有权。现行法律规定对病案保管期限的长短影响着社会利益、患者利益、医院利益，现行的法规难以看出直接规定病案的保管期限，给具体工作带来不少麻烦。要解决病案的保管问题，应从病案的内在的各方利益和相关法规中去探求。医疗事故民事纠纷实行"举证责任倒置"原则，就是主张民事权利的患者只提供与医院有医疗关系事实即可，而医院要拿出证据证明自己清白，否则将推定医院有过错而负法律责任。为保护自己的合法权利医院应当妥善保管病案，至于病案保护的期限则有差别对待了，因为医疗对患者的损害可能会发生在医疗民事法律关系终止的一段时间之后。另外值得一提的是，包括患者在内的非病案所有权人使用病案都应当是有偿的。根据民法的公平、等价有偿原则，对病案所有权人管理病案所付出的人力、物力代价应当得到补偿，这将有利于病案业的发展，也有利于所有权人利益的保护。

二、医学证明文件和医学文书的出具要正确规范

医师实施医疗、预防、保健措施，签署有关医学证明文件，必须亲自诊查、调查，并按照规定及时填写医学文书，不得隐匿、伪造或者销毁医学文书有关资料。医师不得出具与自己执业活动无关或与执业类别不相符的医学证明文件。医师在注册的执业范围内，享有进行医学诊查、疾病调查、医学处置、出具相应的医学证明文件的权利，同时又必须符合医师法规定的执业规则。医学证明文件一般是指诊断书、化验单、病理报告、仪器检查报告、医学鉴定、出生证明、死亡证明等。医学文书资料一般是指药品处方、病案、病历摘要、手术记录、诊疗记录、传染病疫情报告等。医师在执业活动中出具的医学证明文件，不仅与医疗预防保健工作制度有密切的关系，是医疗预防保健活动的真实记载，同时也涉及患者的健康权利和人身权利，是患者的个人健康档案，具有法律效力。原国家卫生部发布的《医院工作制度》中详细规定了对填写医学证明文件的管理制度。医师填写和出具医学证明文件要符合卫生法规、制度的规定，必须是医师亲自诊查或调查的结果，未经亲自诊查、调查的，不得签署医学证明文件，同时还要及时完成，也就是应当当场填写，或者事后立即填写，这样才能保证医学证明文件的真实性和客观性。一旦发生医疗纠纷，原始记录的医学文书，便可以起到证据的作用。

出具医学证明文件和填写医学文书中的常见问题如下。

（一）正确出具医学诊断证明

医生常会遇到一些"患者"为换工种、请假、医保的报销、病退等要求开具医学证明及诊断证明。在法制逐步健全的今天，为避免"书写性"医疗纠纷发生，我们要慎开医学及诊断证明。开具医学证明时要注意以下几点。

（1）仔细询问病情、周密查体、充分取证，合理分析客观证据，以取得疾病的正确判断，给出合理的结论。

（2）对一些暂时不能给出判断的病情，在开具医学证明和诊断证明时要以客观描述为主，避免在根据不充分的情况下随意分析、妄下结论，以确保医学证明

及诊断证明的真实性。

（二）不伪造医学证明

由于医学证明在法律中的重要作用，一些不法分子采取伪造医学证明的手段达到其不法目的。在执行国家计划生育基本国策的过程中，有人隐匿新生儿，伪造新生儿的死亡证明，达到再生一胎的目的，对计划生育工作起了破坏作用。伪造医学证明的过程，有时是不法分子单独所为，有时也与医疗机构中的工作人员违反规章制度有关，一些医疗机构的空白医学证明文件和证明专用章管理不严，也给不法分子伪造医学证明文件提供了方便。

（三）未经亲自诊查和调查不出具医学证明文件

要求医生一定要经过亲自诊查和调查才能出具医学证明文件，就是要求医师真正负起责任，保证医学证明文件的真实性和科学性。医学证明文件的重要性并不是每个医务人员都能认识到的。然而，不经亲自诊查和调查就出具医学证明文件的案例时有发生，这种行为不但会给社会造成危害，有时会直接给出具文件的医务人员带来麻烦。例如，一位先天性脑发育异常患儿的母亲，找到患儿出生的医院，要求一位认识的妇产科医师出具一份有关患儿出生情况的医学证明，说是要带患儿去外地就医需要用。这位医师并没有参与患儿的接生，由于当时就诊的妇产科患者很多，也没有到病案室查阅病案，仅根据患儿之母口述的情况就出具了诊断证明，其中有关于患儿出生过程中有"宫内窒息"的描述。患儿父母以这张医学证明文件为证据，指控医院由于产程处理不当，发生宫内窒息，导致患儿脑发育异常，纠纷长期得不到解决。

（四）粗心大意形成错误的医学证明和医疗文件

有些医务人员错误地认为，只要自己的医疗操作认真负责，不出现差错就行，医学证明文件和医学文书有点错无关大局，由于思想上的不重视，往往造成严重的后果。例如，一位产妇在医院中生下一个健康女婴，因助产人员疏忽，在出生记录上误将女婴写成男婴。虽然在女婴出生时医务人员已将新生儿性别明确告知产妇，该产妇仍坚持以出生记录为凭，拒不认领自己的亲生孩子，一定要医院还她一个男婴不可，酿成较长时间的纠纷。一字之差让有关的医务人员和这个医疗机构尝尽了苦果。病历记载上的错误就更为多见。例如，某医院在抢救一个危重患儿时，顺序输入了两组液体，在第一组液体中加入了一种镇静药，这些在临时医嘱中有详细记载，亦有护士执行该医嘱时的签名记录，治疗是合乎常规的。然而，经治医师在记录病程时，错记为将这种镇静药加入第二组液体，而这种镇静药与第二组液体存在配伍禁忌。专家分析认为，临时医嘱上的记载应是准确的，医嘱和操作应无失误，但病案记录上的错误直接引发了一场旷日持久的医疗纠纷。

（五）不按规定制作医学文书

有些医学文书是必须制作的，不制作就构成违法行为。例如，医疗机构在实施手术、特殊检查和特殊治疗时，应制作患者或家属、亲友的签字书，取得他们的签字认可。然而一些医疗机构和医务人员却没有严格执行这一规定，对一些小手术、小操作，认为签字可做可不做，签字书可有可无。这样的后果，一是侵害了患者的权利；二是一旦发生医疗纠纷，很难说得清楚。虽然医方在当时口头上可能交代了，却不能举出证据。某医院在为一位患者做一个大手术的同时，顺便应患者的恳切要求做了一个小手术，由于医师的疏忽，制作了大手术的签字单，却没有制作小手术的签字单。由于小手术的术后效果不理想，患者家属以小手术没有签字为由，向卫生行政部门提出了医疗鉴定申请，虽然经鉴定不是医疗事故，但处理纠纷的整个过程中，医院处于非常被动的局面。

（六）规范病案书写

在临床医疗业务中，病历的补充和修改常是纠纷难解重要症结之一，因此要严格规范病历书写。

（1）病历书写要规范，严禁涂改、伪造、隐匿、丢失，写错了千万不要用刀片刮、粘贴去粘，用红笔在上面一划后面接着写，一定要露出原书写的内容。包括医嘱单、护理记录等，还要注意病例记录中医嘱上有的病程上必须有，叫复式病历记录法。

（2）在书写方面一定要注意字迹清晰，勿写错字、漏字、简化字，有时可能因一字之差，"阴""阳"不分，给患者和家属造成巨大的精神损害，从而产生医疗纠纷。如"癌"和"疝"，"阑尾"和"兰尾"等，要做到书写字迹清晰易辨，避免错字、漏字、自编简化字。

（3）书写要有预见性。注意对疾病预见性的记载，例如，一个"中风"患者，在急性期我们就要告诉患者家属病情有加重的可能，并在病程中记录，如此可以避免因治疗效果不好而状告医院。过于自信也潜在着不可避免的医疗纠纷。例如，有些医生过于自信地对患者保证三副药解决患者的"结石"问题、一周内解决患者的"浮肿"问题等，结果三副药下肚结石纹丝未动，一周后浮肿原因还未明确诊断。为了避免医疗纠纷，医生不可随意夸大，但也不能隐瞒患者病情，要有科学的态度判断患者预后而不是江湖游医习气，包治百病。

（4）书写内容要真实。虚假的病历会使医疗机构陷入被动、在法律面前难于举证，在诉讼中处于被动地位。职业道德要求医生视患者为亲人，但那只能是一种态度，在知情同意时医方必须按法律和规章办事，因为任何的疏漏都会给医院和医护人员带来麻烦，事后反目成仇的例子很多，不能因此埋下医疗纠纷的隐患。爱心需要用心，同情要防止无情，要坚守住医生的法律底线。及时记载病案就是为了不漏记，确保病案的真实性。也是为了预防事后封存病案不致病案不完整，防止医院在处理纠纷时陷于被动。

（5）措辞要准确，避免引起歧义、异议、混淆的陈述。此种问题在日常工作中常常发生。例如，在书写现病史，一般情况下患者主诉常常是"大、小便正常"，而在我国规定将"血、尿、便"定为住院患者的常规检查。当患者问你，既然大小便正常为什么还要查大、小便呢？这不是乱开检查吗？所以书写病历时措辞一定要严谨。这样不仅有利于病案的完整和客观，也有利于避免外界的误解。

（七）健全病案管理制度，加强出具医学证明管理

医学证明文件的出具和医学文书的填写固然十分重要，但管理更为重要，如果一份书写真实、规范而又缜密的病案因保管不善而丢失或随意修改，在举证时其可信度有多大？若病历丢失又如何举证？一些纠纷就是由于病案的部分或全部丢失，造成逐步升级或多年不能解决的状况。为此，各医院要建立各种规章制度及科学严谨的病案管理体系，强化安全防范意识及医疗安全管理制度，加强医务人员的培训管理，提高整体业务素质，定期或不定期的检查和抽查，确保制度落实有效。

思 考 题

1. 常见的医疗文书有哪些？应如何规范？
2. 谈谈病案的法律定位和应用价值。
3. 医学证明出具要注意哪些问题？

第七章　国家基本药物制度和医疗保险政策

国家基本药物制度是控制药品费用，提高卫生服务质量，保障群众基本用药，减轻医疗费用负担，解决人民群众"看病贵，看病难"等问题的重要措施，即满足人群优先医疗需要的药物。在一个正常运转的医疗卫生体系中，基本药物在任何时候都应有足够数量的可获得性，其剂型是适当的，其质量是有保障的，其价格是个人和社区都能够承受的。基层执业医师是初级医疗的一线工作人员，是基本药物制度的主要实施者，基层执业医师对基本药物制度的认识、态度和行为水平是影响基本药物可及性的重要方面，而调查发现我国基层执业医师对基本药物制度的认知程度并不高。因为对基本药物目的有一定程度的了解，对基本药物的信任度才较高。了解该制度的途径主要有医院组织的业务培训和电视、报纸等媒体的宣传。要证明基本药物制度的宣传和普及取得了较好的效果，可定期抽查处方上基本药物实际使用率。对做假行为予以严厉处分，还可以组织有关部门或专家定期对基本药物制度的执行效果进行检查评估。此外，应加快出台相应的配套政策和保障措施，例如，在医疗保险政策方面，可以简化报销程序，提高报销比例等，让群众更加便利地享受实惠。

一、加强政策培训，完善奖罚机制

强化对基层医疗机构医师基本药物政策和合理用药知识的培训，明确国家基本药物制度的意义，熟知国家基本药物品种（包括地方增补目录），学习《国家基本药物临床应用指南》、《国家基本药物处方集》等文件，将学习培训情况纳入考核体系，以提高其诊疗水平，改变不良用药习惯，树立优先使用基本药物、充分发挥基本药物制度优越性的理念。当然，最关键的环节是必须规范医师的处方行为，通过出台相应的激励措施和考核措施来引导医师主动使用基本药物，促使他们形成良好的用药习惯。一是建立有效的基本药物使用激励机制，将基本药物使用情况纳入医院绩效考核体系，调动其使用基本药物的积极性；二是建立基本药物处方考核制度，将考核结果与绩效、职称等挂钩，对考核不合格的情况定期公示，及时教育、督促纠正，逐步规范医师处方行为。另外，思想教育也不能忽视，要提高医师职业道德水准，杜绝处方行为中的不正之风。消除患者认识误区，注重发挥医务人员的作用。医务人员在为患者提供诊疗、用药咨询服务时应积极正确宣传基本药物政策和合理用药知识，消除患者对基本药物的认识误区，提高基本药物的使用率。加强社会宣传，可以以社区为单位，开展板报、健康讲座等多种形式的宣传活动，充分利用电视、网络、报刊、杂志等大众媒体普及基本药物知识和政策，树立对基本药物及其政策的正确认识，为基本药物制度实施及合理用药营造良好的外部环境。

新医改赋予了国家基本药物政策特定的内涵，即一方面希望通过实施国家基本药物制度有效降低医疗费用，特别是医药费用，为群众提供有效、方便和价廉的医疗卫生服务（医改目标）；另一方面则是实施国家基本药物制度，探索医药分开（医改指导思想）的可能性，如基本药物采用企业为投标主体的集中招标、零差率销售和量价挂钩等。新版基本药物目录品种增加妇儿、神经、肿瘤和血液系统等专科用药是主要看点，在数量上与目前基层实际使用数量相衔接，充分考虑我国现阶段基本国情和基本医疗保障能力。①增加品种能够更好地服务基层医疗卫生机构，推动各级各类医疗卫生机构合理使用基本药物；②优化结构补充抗肿瘤和血液病用药，注重与常见病、多发病特别是重大疾病及妇女、儿童用药的衔接；③规范剂型和规格，有利于基本药物招标采购，保障供应和全程监管；④注重财政支付能力，与医疗保险（新农合）支付能力相适应，确保基本药物较高的报销比例。由于基本药物目录原则上每 3 年调整 1 次，如果建立一个可行的、具有中国特色的基本药物目录愿景作为目标，则今后在进行调整时方向会更加清晰和明确，满足不同需求。

二、临床药物供应的现状

在基本药物遴选过程中运用循证医学，将遴选原则量化为具体指标，避免由于主观判断而造成差错，进一步保障用药安全；基本药物目录要引用药物经济学评价方法，充分考虑药物的治疗成本；目录中的药品须全部纳入医疗保险目录，国家承担一定报销比例，降低老百姓的用药负担，借此尽快解决"以药养医"问题。基本药物实行零差率销售，需要政府加大对医疗机构的财政补贴，鼓励医生使用基本药物，对有效利用国家基本药物的医疗机构给予政策上的奖励。

促使生产与配送良性发展。由于基本药物的广泛使用，企业间展开了质量、疗效等方面的合理竞争，所以中标企业务必按照严格的质量标准生产基本药物，为保证基本药物的及时供货，配送企业必须通过合理竞争，争取配送机会，保证基本药物及时到达各级医疗机构。对于下列不良反应排名靠前的品种必须引起警惕与重视，其中化学药排名前 5 位的品种分别为左氧氟沙星、头孢曲松、头孢呋辛、青霉素和甲硝唑；中药注射剂排名前 5 位的品种分别为清开灵注射剂、参麦注射剂、血塞通注射剂、血栓通注射剂和丹参注射液；中药口服制剂排名前 5 位的品种为鼻炎康片、复方丹参片（胶囊、颗粒、滴丸）、双黄连合剂（颗粒、胶囊、片）、黄连上清丸（颗粒、胶囊、片）和牛黄解毒丸（胶囊、软胶囊、片）。

三、处理好基本药物与抗菌药物分管目录的矛盾

医疗机构应当定期调整抗菌药物供应目录品种结构。实施抗菌药物分级管理，规定调整周期原则上为 2 年，最短不得少于 1 年。基本药物目录深度解读对基本药物提出公平可及、安全有效、合理使用的理念，并强调基层医院全部配备使用基本药物，其他医疗机构按规定比例使用。目前提倡的是合理使用基本药物，最后达到规范使用基本药物。明确基本药物不等于扶贫药物、零差率药物及基层药物，质量优先不等于质量合格，价格合理不等于价格最低，必须对"质量合格、价格最低"进行纠正，并将此理念始终贯穿在基本药物的招投标中。

四、关于基本药物制度的思考

基本药物制度的实施需要和一系列改革同步综合起作用，包括公立医院改革、取消药品加成政策的不断推进、二级以上医疗机构逐步配备、优先使用基本药物、增加基本药物的使用数量，同时提高基本药物报销比例等措施。国家基本药物集中采购机制不会松动、基本药物采购应提高质量门槛、回款率和配送率将成重要考核指标、基本药物使用将纳入考核、各地药品增补将严格控制及新目录推动完善药物政策等是需进一步落实的问题。这是政府近年的既定方针，是对政府部门、制药企业、流通企业和医疗机构的一种考量。妥善处理好地方基本药物增补与保证医疗保险资金充足的关系，是地方基本药物增补必须考虑的原则之一。所有核准的地方基本药物品种一律参照国家基本药物管理制度进行管理，严格落实集中招标、基本药物"零差价"和收支两条线、电子监管等，确保地方增补基本药物的管理落到实处。前不久葛兰素史克等医药公司因贿赂，被公安、工商调查，该事件牵动了整个医药行业。"以药养医"这个不合理制度所造成医药行业的腐败，引发社会对医药"潜规则"的讨论。目前，由于医疗机构的经费主要来自地方财政拨款、医疗服务收入及药价收入，国家拨款只足以支付约一成的开支，其余费用要靠医院自行解决。其中包括护理费、手术费、诊疗费等医疗服务，其价格又受物价局限制，所以，药物便成为支撑医院开支及医护人员薪酬的主要来源。但是"以药养医"顽疾并非一朝一夕能得到解决。医疗质量是一个受多种因素影响的复杂系统，任何单一指标都不能独立地评价其高低，必须使用多指标综合评价方法才能全面地反映医院的工作质量。

五、实施基本药物制度任重道远

药品向来与群众的健康状况息息相关，为此，世界各国很早就开始进行国家

药物政策的探索建立和优化改革。2009年8月18日，我国的国家基本药物制度实施工作正式启动，旨在为全体居民提供价格合理、公平可及的基本药物，降低群众的用药负担，提高群众的健康水平。国家基本药物制度是国家药品政策的核心和药品供应保障体系的基础，是一项"复杂的系统工程"，涉及多个环节多项政策的联动。这其中必然包括医疗保险政策的协调与配合。我国目前尚未实现全民医疗保险，尚有部分患者无法享受医疗保险基金偿付的优惠；其次，我国现有的医疗保险种类较为复杂，其报销范围和报销比例各不相同，而且医疗保险目录与基本药物目录无法统一，这无疑影响了基本药物制度与医疗保险制度的衔接；再者，报销政策未能体现基本药物的优先使用。患者在门诊获得的基本药物是无法报销的，住院患者基本药物的报销比例与非基本药物无显著差异，医疗保险报销政策未起到引导基本药物优先使用的杠杆作用。另外，社会医疗保险没有建立取消"以药养医"后新的激励机制。缺乏对于医疗机构卫生服务利用的合理引导和必要控制。我国的医疗卫生资源存在着严重的分布不均的现象，大医院拥有最为先进的设备和优秀的人才，相反基层医疗卫生机构的各种资源都比较匮乏。政府应持续加大对于基层医疗卫生体系的财政投入，改善硬件设施和诊疗环境，提高已有人员的业务技术水平，引导优秀人才进入社区，真正提高基层医疗卫生机构的医疗质量和服务水平，吸引群众就医。充分调动医生和药剂师的积极性，增强其主动控制药品费用的义务。可以借鉴德国等国家的先进做法，对医生实行药品费用的总额预算，规定医生开具的处方药品费用不得超过预算范围，超出部分将由医生自己承担。通过这种措施，严格将医生的利益与药品费用挂钩，从根本上杜绝医生大处方、贵处方的行为。另外，应大力培养药学专业人员，充分发挥临床药师的积极作用，对医生的处方进行适时的提醒和监督，必要的时候可以进行某些药品的替换，进一步促进基本药物的优先使用。

思　考　题

1. 什么是基本药物制度和国家医疗保险政策？
2. 要求执业医师熟悉国家基本药物制度和医疗保险政策有何重要意义？

第八章　注重临床实习中的医患沟通

医学生既要知晓属于自然科学的各门医学理论，又必须掌握各种精细的操作技能，还要能够主动地按职业要求奉献爱心，关心患者，学会与患者沟通，而这种沟通又是在尊重法律基础上的。从课堂到医院，从学生到医生，这个变化是跨越式的，凡是过来人都曾经有过此震撼。为了及早适应这个变化，应在以下几个方面加强训练。

一、临床实习中存在的主要问题

（一）补充涉医法律常识

目前我国大多数医学院校的课程设置中没有专门的医学法学课程，与专业知识教育相比，法律知识教育明显滞后，临床实习生对涉医的法律知识知之甚少，就连与医师职责密切相关的《医疗事故处理条例》《执业医师法》等也知道不多，执业医师考试中着重临床知识的检查。而患者的法律意识、维权意识日趋增强，不时地用法律法规衡量医师医疗行为。临床实习生法律知识的缺乏，加之医疗实践中欠熟练难免出现差错，从而引发一些医疗纠纷。

（二）强化临床基本技能

临床实习既是医学生全面巩固基础理论知识的重要环节，又是其顺利转变成为一名合格临床医师的关键阶段。这个阶段临床实习生要实践许多临床诊疗所必需的基本操作。尽管实习生在学校或医院的岗前培训中使用模拟患者进行强化训练，但与临床实际操作仍有明显区别。实习生刚接触临床，希望尽快运用所学理论指导实践，可由于基本功不扎实、对操作规程不熟悉、心理素质不稳定，加上患者及家属对实习生的不信任，都可能引起患者及家属的不满，进而引发医患矛盾和纠纷。

（三）规范医疗文书撰写

目前，教学医院各临床科室医、教、研任务十分繁重，临床医师亲自撰写的病历等医疗文书正逐步减少，绝大部分医疗文书由临床实习生完成。而实习生对临床诊疗操作更为感兴趣，对医疗文书的撰写往往不太重视。一方面，有些实习生为了完成任务，医疗文书书写马马虎虎，敷衍了事，形式、内容不规范，甚至出现严重错误。另一方面，随着医院信息化水平的提高，许多教学医院实现了无纸化的电子病历。实习生拷贝、复制病历现象也因此多起来。而在对拷贝病历修改时往往会忽视一些重要的细节，如性别、年龄、入院时间与事实不符，检查结果前后不一致等，如果带教老师对实习生书写的医疗文书审核、把关不严，则极易产生书写差错，进而导致医疗纠纷。

（四）要学会医患之间有效沟通

医患之间的沟通是一门艺术，需要医师具有较好的沟通技巧才能达到患者合作的满意效果。目前，临床上许多医患纠纷的产生正是由于缺乏良好的沟通。患者治病不仅需要医师为其解除身体上的痛苦，更需要给予心理上的关怀。实习生虽具备一定的理论知识，但缺乏临床实践，缺少与患者交流的经验与技巧，有时在自己对患者病情把握不准的情况下擅自与患者及家属交代病情和治疗方案，且沟通中言语往往过于死板、直白，造成患者及家属对病情的过于乐观或过于悲观，当实际治疗效果与预期结果不一致时，极有可能引起患者及家属的不满而产生医疗纠纷。

（五）要加强带教老师责任心

教学医院的带教老师集医、教、研于一身，任务重，压力大。多数临床带教老师能正确处理医、教、研三者的关系，对带教工作认真负责，密切关注实习生的一切医疗行为，始终把实习生的医疗活动置于自己的视线内。但也有一些带教老师在完成繁重医疗工作之外，将更多的精力投入到论文、科研、职称等事情上，无暇顾及实习生带教。其表现为对带教工作敷衍了事，对实习生的医疗活动关心不够，甚至既放手又放眼，把自己的带教工作委托给进修生、研究生完成。也有少数临床老师对学生书写的病历、处方等医疗文书只管签字，不管审查和修改。甚至个别带教老师默认学生模仿自己签名执行医嘱，这必然会增加医疗纠纷的风险。

二、防范临床实习生引发医疗纠纷的对策

（一）加强医疗风险意识教育

当前大多数医学生报考医学院校时，只看到医师职业的崇高性和优越性，而对从医需要的高度责任性和高风险性认识不足。因此，加强医疗风险意识教育及法制学习就显得十分必要。首先在大学教育阶段应专门增设必修的涉医法律课程，系统讲授相关法律知识，增强法制观念，使学生懂得医务人员在工作中必须依法行医，做到知法、懂法、守法，学会用法律来保护自己，从而增强防范医疗风险

意识。其次应重视实习生的岗前培训，加强岗前教育针对性，内容涵盖医院的各项规章制度、病区的工作程序和管理规定、规范化医疗文书撰写要求、医德医风及医疗法规等。从而使实习生懂得作为一名医务工作者应尽的义务和职责。通过各类医疗事故案例的讲解、分析，增强实习生的防范意识，明确职责范围，避免因不知法引起的医疗纠纷。

（二）注重病史采集和病历撰写的规范

病历是临床医疗工作的重要医疗文件，是检查和衡量医疗质量的重要文字资料，是医师诊断和治疗过程的重要文字记载，更是在医疗纠纷中判断医疗性质的最重要的法律依据。规范的病历撰写对于刚刚入门的医学生来讲具有重要意义。一份完整的病历，其实就是对该疾病一次全面系统诊断和治疗的思维过程，认真并带着问题撰写病历有助于医学生熟悉诊疗常规，培养其独立诊断及处理疾病的思维能力。刚接触临床的医学生普遍存在询问病史时言语生硬、思路不清、鉴别诊断薄弱，不善于观察、归纳和分析病程中对诊断有意义的症状、体征变化等问题。作为带教老师，应让学生认识到书写病历的重要性，要求实习生必须完成一定数量的手写病历，并对实习生书写的病历悉心点评和修改，对修改较多、不符合规范要求的病历，必须让实习生按要求及时重写，并杜绝复制、拷贝病历现象。通过病历撰写强化医学生的基本功。

（三）提高临床技能水平

诊疗操作是临床实习生一项重要的实习内容。首先在实习前的教育、培训中应增加临床基本技能的培训内容，强化无菌技术和各项临床技能训练，规范操作规程，提高学生的实际操作能力。其次在实习期间，带教老师应尽量多给予实习生进行诊疗操作的体验。为减少医疗风险，应强化技能操作的示教，分步骤地让实习生逐个动作地体会。当实习生的基本技能达到一定水平后，方允许其独立完整操作。实习生在实际操作时必须在带教老师的同意和带领下进行。操作前应与患者充分沟通，取得患者及家属的信任。操作后带教老师对学生的点评应尽量避免在床边进行，以减少患者的疑虑。这样既能让实习生有更多的机会进行诊疗操作，又能避免因操作不当带来的医疗风险。

（四）重视医患沟通技巧的培养

医患真诚有效的交流是医疗活动人性化的具体体现。培养临床实习生良好的沟通技巧，使其体现出实习生较高的人文素养、职业水准及对患者的尊重、关爱和责任，以赢得患者的信赖和尊重。在实习生进入临床实习前，学校系统讲授医患沟通的原理、方法与途径，应用案例分析医患沟通技巧。安排学生进行必要的导医、床边陪护等实践活动，培训沟通技巧。让学生了解患者对医疗服务的需求以及对自身疾病治疗的要求。实习期间应为实习生开设心理、伦理方面的专题讲座，使其认识到临床医疗是个复杂的过程，不仅是单纯的治疗疾病本身，而且是关怀患者的心理感受。鼓励实习生应用所学的专业和心理知识对患者进行疏导，解除患者顾虑，建立医患间信任。实习初期可以跟随带教老师旁听医患谈话，逐步了解、熟悉、掌握带教老师的医患沟通技巧和谈话艺术。在实习生独立与患者谈话时，必须征得带教 老师的同意。在对患者病情把握不准时，要先请教带教老师，避免给患者或家属带来不必要的负担。

（五）明确临床带教的要求

教学医院的医师同时肩负着医疗、教学的双重责任和义务，故其职业道德、业务素质及工作作风可潜移默化地影响着实习生。老师带教的责任心关乎自身、学生、患者的医疗安全，关乎着医院的声誉。作为医院应进一步完善教学管理制度，明确带教老师的职责及带教方法，并进行经常性的医疗安全警示教育，提高安全防范意识。严格临床带教老师培训和资格审定，完善临床带教评价考核体系，制订相应的激励措施，提高带教老师的积极性，增强带教老师的责任心、使命感。作为带教老师，一方面在工作中以身作则，加强业务学习，增强服务意识、教学意识、法律意识，改进教学方法；另一方面对实习生严格管理，认真指导，时刻提醒学生不能越权行事，对疑难问题应及时请示汇报，不得擅自处理。特别是在临床实习的中后期，实习生急于尝试单独进行医疗活动，老师容易放松指导监督而导致差错事故发生。故带教老师应提高警惕，把实习生的一切医疗行为纳入视线，做到"放手不放眼"，以规避医疗风险，远离医疗纠纷。

思 考 题

1. 临床见习和生产实习过程中与职业医师的执业行为的法律禁止有哪些？
2. 如何提高临床见习和生产实习的效果？

第九章　知情同意中的谈话艺术

如果说医疗事故鉴定很大程度决定了医疗纠纷诉讼的成败，那么对病案的鉴定则是整个鉴定过程中最关键的环节。由于医务人员对本身的告知义务与患者的知情权认识不足，在病案中存在诸多告知不规范的现象，给医疗事故技术鉴定与医疗纠纷诉讼埋下诸多不利，常使医方陷入被动的局面，最终导致医疗事故或败诉的结果。如何提高对告知义务的认识、在履行告知义务过程中应注意哪些问题与细节？

一、法律规定医务人员履行告知义务的内容

我国现行的多部法律、法规对医务人员的告知义务与患者的知情同意权均有明确的规定。《中华人民共和国执业医师法》规定，医师应当如实向患者或者其家属介绍病情，但应注意避免对患者产生不利后果。《中华人民共和国侵权责任法》指出，医务人员在诊疗活动中应当向患者说明病情和拟采用的医疗措施。需要实施手术、特殊检查、特殊治疗的患者，医务人员应当及时向患者说明医疗风险、替代医疗方案等情况，并取得其当面同意；不宜向患者说明的，应当向患者的近亲属说明，并取得其书面同意。《医疗机构管理条例》规定，医疗机构施行手术、特殊检查或者特殊治疗时，必须征得患者同意，并应当取得其家属或者关系人同意并签字；无法取得患者意见时，应当取得家属或者关系人同意并签字；无法取得患者意见又无家属或关系人在场，或者遇到其他特殊情况时，经治医师应当提出医疗处置方案，在取得医疗机构负责人或者被授权负责人员的批准后实施。《医疗事故处理条例》规定，在医疗活动中，医疗机构及其医务人员应当将患者的病情、医疗措施、医疗风险等如实告知患者，及时解答其咨询。但是，应当避免对患者产生不利后果。《病历书写基本规范》要求，对需取得患者书面同意方可进行的医疗活动，应当由患者本人签署知情同意书。患者不具备完全民事行为能力时，应当由其法定代理人签字；患者因病无法签字时，应当由其授权的人员（近亲属、关系人）签字；为抢救患者，在法定代理人或被授权人（近亲属、关系人）无法及时签字的情况下，可由医疗机构负责人或者授权的负责人签字。由此可见，在诊疗过程中，医务人员的告知义务与患者的知情同意权是法律赋予医患双方相应的法定义务与权利，其必要性与重要性不言而喻，医务人员对此应有足够的认识。

二、常见的不规范告知现象

在医疗事故技术鉴定或医疗纠纷诉讼中，常常因医方告知不到位或不规范导致败诉的结果。常见的不规范告知现象有：告知内容不完整、不明确；告知方式错误，该用书面告知的，只用口头告知；专业术语较多，患者无法理解；告知时间比较短、使患方在仓促间做出不成熟的选择；告知时医方言过其实，说大话；履行告知义务的主体不明确，该由上级医师或手术主刀者告知的，却由下级医师或助手替代；知情同意的主体不严谨，由于医患双方法律意识不强，认识欠统一，往往会出现一份病案中有多位家属签字的情况，不同的知情同意书不同的家属签字等情况。

三、履行医疗告知义务应注意的问题

在病案中医疗告知多数情况下是以知情同意书的形式来实现的。知情权是法律赋予患者的权利，而医疗告知是医务人员的法定义务。随着相关的法律、法规的相继出台，患者的法律意识不断增强，因知情告知缺陷引发的医疗纠纷与投诉时有发生，应引起广大医务人员的高度重视。虽然知情同意书不能作为医疗事故免责的证据，但却是医疗机构履行依法告知义务的证据。知情同意书的填写质量直接关系到知情同意法律依据的完整性、有效性。在履行医疗告知义务过程中，应特别注意以下问题。

（一）告知时间

告知时间包含两层意思，其一是何时告知，也就是医方应在什么时间履行告知义务。原则上应当在患方做出医疗同意之前实现，即事先告知。但由于疾病发展、转归是一个动态过程，在患者就医、住院治疗期间，随时都有新情况出现的可能，医务人员也应随时将关系患者病情的一些重要信息与诊疗措施及时予以告知。也可以说告知是一个不间断的过程。其二是在履行告知义务时应当给患者一定的时间，尽量让患方拥有一定的时间倾听、理解并接受所告知的内容，让患方做出正确的判断和选择。

（二）告知地点

在条件许可的情况下，尽可能设立一个专门约谈室。在不具备专门约谈室的情况下，也应选择一个相对舒适、清静的环境对患者进行告知。因为在告知过程中，如果患方不断受到喧哗声或其他信息的干扰，会使患者不能很好地理解告知的信息，甚至出现误导，从而影响患者判断的正确性与选择的准确性。

（三）告知主体

原则上履行告知义务的主体应该是患者的主管医师及其与患者诊疗有关的医务人员。但在实际工作中，一些细节的问题往往会被医务人员所忽略，一些需要上级医师或手术主刀医师亲自履行告知义务的则由下级医师或助手替代履行告知义务，显得不够严谨，一旦引起纠纷，往往会使医方处于不利局面，应尽量避免这种情况的发生。尤其是手术科室，为了更好地体现手术分级管理，最好能由主刀者或手术者中职称最高者亲自履行告知义务更为妥善，让患方对医方更加放心与信任。对于危重症患者，履行告知义务的主体同样应该是上级医师较为稳妥。从患方角度而言，由上级医师履行告知义务可以让患者（患方）更加信任医院与医生，可以有效避免或减少医疗投诉。

（四）告知对象

告知对象即知情主体，医疗信息的知情权是患者的一项法定民事权利，原则上应当由患者本人享有。因此，医方履行告知义务时首先考虑的告知对象应是患者本人，只有患者本人签字的同意书才是法律上有效的知情同意。只要患者具有一定的理解力，无论其成年与否，受教育程度高低与否，都有知悉真情的权利。不能因为某些患者受教育的程度低或理解能力较差就认为其丧失知情的权利。法律规定在特殊情况下，告知对象（知情主体）可以由监护人或其他近亲属替代。未成年人监护人的顺序是父母、祖父母、外祖父母、兄姐、关系密切的其他亲属，朋友愿意承担监护责任也可以，经未成年人的父、母的所在单位或者未成年人住所地的居民委员会、村民委员会同意。无民事行为能力或者限制民事行为能力的精神病患者，由下列人员担任监护人：配偶、父母、成年子女、其他近亲属、关系密切的其他亲属、朋友愿意承担监护责任，经精神病患者的所在单位或者住所地的居民委员会、村民委员会同意。由于国情不同，多部法律、法规所规定的情形略有差异，再加上医患双方的法律意识淡薄，对此认识不足，在实际工作中，很难落实患者委托人规定，往往出现履行知情同意权的主体有多人、甚至知情主体与患者本人关系不清的混乱情况，一旦出现医疗纠纷或诉讼，对医方极其不利，在工作中应尽量予以避免。

（五）告知内容

从法律、法规所界定的内容可以看出，医务人员告知的内容与患者的知情内容是相一致的。具体地说，患者在接受各种检查、治疗或人体实验之前，应给予充分的说明，包含以下几个方面：经管医师和护士的姓名、职称；患者的病情、诊断；需要接受的检查；医生的治疗建议；实施某种治疗的性质和目的；治疗方法、成效及实施治疗的程序；可选择的手术或非手术治疗方案的可行性及益处；成功的可能性、可能伴随的风险；医生对手术中危险的把握及防范处理方案；如不接受检查或不及时治疗将出现的后果等。尤其是在医疗风险告知方面，能否体现"能够预见，可以防范；能够预见但难以防范；难以预见更难以防范"的内容，其结果会有明显的不同。

（六）告知方式

告知方式应口头、书面形式相结合，按规定需要书面形式的，应以书面形式为主。对于理解力较差的患者，医方应当以其易于理解的方式告知。而对于会产生重大影响和严重风险的医疗措施则需要更为严谨和周全的书面告知方式。

（七）告知用语

由于医学技术的高度专业性，绝大部分患者对于医学专业术语在理解上存在不同程度的困难。因此，应尽量避免使用医学术语，在不影响准确性的前提下，告知语言应尽量使用通俗易懂的口语，沟通要充分，便于让患者及其代理人接受。针对患者的受教育水平和理解能力，使用不同的告知语言和方式，使用的语言要使对方能正确理解，并通过反复提问的方式来确保患者对告知的内容已真正理解。无论医方在告知时采用的是口头语言还是书面语言，语言应当平实、准确，不得夸大其词，以免给患者造成误解，否则医方将承担不利的后果。

（八）保护措施

保护措施主要是指在履行告知过程中，应注意对患者的保护，如应注意保护患者的隐私权，在告知过程中应避免对患者产生不良后果。由于医生不可能完全了解患者本人对自己所患疾病的承受能力，告知实情有可能对患者产生不利影响，而告知他人又可能侵犯了患者的隐私权，所以在实际工作中落实起来特别难以把握。这就要求医务人员要重视与患者的沟通，掌握一些沟通的技巧，通过与患者充分而良好的沟通，可以更好地把握告知的"度"。

（九）保留证据

以书面形式告知的在病历中保留患方知情同意的书面证据，在这里需要强调的是，行使知情同意的主体首先应该是患者本人，当患者无民事行为能力或限制民事行为能力的，行使知情同意的主体应符合有关法律、法规的规定，明确其与患者本人的关系。建立良好的医患关系是预防医疗纠纷与减少医疗投诉的有效途径与办法，充分尊重患者权利、良好的医患沟通与依法履行告知义务是建立良好医患关系的前提与基础。随着时代的进步、公民法律意识的不断增强，特别是《中华人民共和国侵权责任法》的实施，今后医患关系将发生更加微妙的变化。医患双方在诊疗过程中的权利将逐渐趋于平等地位，医务人员应更加尊重患者权利，履行好自己的法定告知义务，善于在病历中体现、保留告知义务的凭据，对防范医疗纠纷和应对医疗诉讼将会起到良好的作用。

（十）医师告知不充分

医师告知义务与患方的知情同意权密切相关。在医疗活动中，医师只有把全部的诊疗信息如实地告知患者或其家属，使患者及其家属充分知情，才能确保患方知情同意权得到有效实施。目前，在诊疗过程中，各医院均要求医师与患方共同签署手术、麻醉、输血、有创操作等不同内容的知情同意书，并正式归入患者病历留存。但是，尽管有这些知情同意书做基本保证，在诊疗过程中，引起医疗投诉的首位原因仍然是医师告知不充分。据调查，结果发现与手术相关的告知不充分所引发的投诉占此类投诉的67%，主要表现为医师对手术方式、风险及术后并发症等交代得不全面，缺乏细致的解释；术中所采用的手术方式未征得患方同意；手术前未告知患方术中将使用的材料及其规格、价格；手术过程中有术式的改变未及时通知家属等。除了与手术相关的告知存在问题外，还包括未如实告知检查项目及药品的全部信息，以诱导患者使用较贵的自费检查及自费药等。

1. 医生应从患者的角度考虑，提供适当准确的信息　医生应该将建议患者做的诊治方案及为什么要这样做的理由解释清楚，要避免给患者提供一些杂乱无章的无法判断的信息，帮助患者区分一些医学概念与一般性"常识性"理解之间的差异，以免造成误解。如骨科治疗的骨折复位，专业标准包括解剖学复位即骨折完全恢复原状，功能性复位即骨折并非完全恢复原状，而允许一定范围的成角移位、短缩畸形存在但不影响功能，因为机体通过塑形再造可使骨折处完全恢复原状。而刻意的追求解剖复位，反复多次的进行复位对患者是一种损伤，不利于骨折的愈合。但一般人对于骨折复位的常识性理解则是解剖学复位，如果术前医生没有向患者说清楚，待手术之后再解释有时就会被误解为手术不成功，是对患者的搪塞和不负责任，临床上时常遇到这种医患双方由于沟通不到位而双方都不愉快的尴尬局面，甚至引起医疗纠纷。

2. 内容的可靠性　医生在履行知情同意的过程中告知的内容要全面、准确、真实、可靠。这是确保知情同意有效的一个至关重要的方面，为此，医生在履行告知义务时，必须坚持如下方面：要把维护患者的利益作为出发点，力争使用较低的经济花费而取得有效的临床效果，以社会效益的最大化作为追求的最高目标。要坚决摒弃出于私利的考虑，如个人擅长的医疗方案或实验的目的或某种治疗方案可能带来的经济效益而以片面的甚至夸张的形式诱使患者及家属选择并不十分适宜的治疗方式的做法，因为诱使患者接受某种并不是最佳治疗的后果往往是延误病情，甚至导致并发症发生。语言表达要科学准确，否则就会在客观上形成误导。例如，有些医生常把断肢/指再植接通成活说成是成功，虽一字之差，但差别却太大了，因为断肢/指再植手术一旦血管吻合通畅即告成活，而周围神经吻合时的对接、神经的再生、运动终板的萎缩肌腱的粘连等一系列问题，目前临床上都未能找到有效的解决办法。所以，成活的肢体要恢复正常的生理功能几乎是不可能的，而仅仅只能满足日常最基本的功能，因此断肢/指再植手术由断指成活到功能恢复，还有很长的路要走。有些状告医生误导的医疗纠纷有时也与医生语言表达的不科学、不准确有关。

3. 表达的通俗性　知情同意中正确的理解应该是知情的基础上让患者及家属对医生所陈述的内容有一个正确的理解，是确保有效知情同意的又一个至关重要的因素，患者及家属对医生所述的情况知晓和理解的越透彻，知情同意过程进展的就会越顺利，对医生也就越信赖。医学是专业性很强的学科，临床上许多诊断和治疗的理论解释是以现代医学、物理学、化学、生物学等为基础的，缺乏专业训练的患者及家属是很难完全理解的。若是一个文化层次较低的患者，欲使其完全理解就更困难了。所以医生在履行知情告知义务时，必须根据具体的对象以其能够理解的方式进行深入浅出通俗易懂的表述。例如，术前谈话，医生告知患者及家属有关术中术后可能会出现的不良后果时，表达的是一种发生概率，是一种不确定性。有些不理解概率概念的人就认为这是医生在推卸责任或者认为这是医生在吓唬患者，或者认为谈话签字只不过是医生例行程序办事罢了，如果患者及家属是抱着这种不正确的理解而签字同意手术的，那么一旦出现了不良的医疗后果就很容易引起医疗纠纷。若用买彩票中奖来做比喻解释术中、术后可能会出现的不良后果的概率时，绝大多数患者及家属就能理解医生所说的各种可能性了，从而产生了一种风险意识，对可能的不良后果也就有了心理准备，万一发生不良后果也能积极配合治疗。

医学的复杂性和局限性使整个诊疗过程离不开医患沟通。一位医学大师曾说过，对于患者应"有时去治愈，常常去帮助，总是去安慰"。医师良好的沟通态度会使患者以更积极的心态对待疾病、接受诊疗，同时也可以使患者感受医院良好的服务品质，从而有利于树立医院的服务品牌。在投诉记录中，由于医患沟通不充分导致的投诉主要集中于两个方面，即医务人员的服务态度差和患者对于术后并发症的不理解。通过分析发现，门诊医师服务态度差主要基于三个方面：就诊过程医师没时间和患者进行认真的沟通；就诊中医师不能充分理解患者的心情及需求，缺乏足够的耐心，缺乏细致的解释；个别医师确实存在服务态度问题，生、冷、硬、推，缺乏同情心；对术后并发症的不理解是因缺乏沟通导致投诉的又一个主要方面。未遵守诊疗常规原本是投诉中最应该避免的情形，但是，除了对诊疗常规的掌握不熟悉外，更多的是医师缺乏对患者负责的态度。例如，出现了过敏史不清，用药发生过敏；术后腹腔有残留物；违规用药导致患者费用不能报销等情况。

思　考　题

1. 在对患者的诊治过程中为什么要有步骤地谈话？
2. 谈话中要注意哪些原则？
3. 如何成功的和患者谈话？

第十章 坚持职业医师的执业操守

遵从医嘱行为是患者在预防、治疗疾病及保健康复过程中与医嘱要求保持一致的行为，也称为患者对医嘱的依从性。因此，医护人员坚持高尚的执业操守就显得非常重要。

一、医学的职业特征

医学是高风险、高技术、高负荷的行业，医生是专业技术人员，具有患者不具备的专业知识，患者就医就是把健康、生命托付给了医生。因此，患者应遵从医嘱，积极配合医生治疗，以达到康复目的。但是，在医疗实践中，患者在一定程度上不按或完全不遵从医嘱的行为时有发生，形成了医疗实践中的一种明显的悖理现象——患者花费大量时间、金钱寻找医生诊断、治疗疾病、寻求保健康复，但却时常发生不遵从医嘱行为。这种悖理行为可导致三种消极后果：一是导致医患之间的不信任，尤其是患者对医生的不信任。一些患者不严格遵从医嘱，耽误、延长了治疗、康复时间或加剧了病情，却把原因归结到医生身上。二是容易引发医患纠纷。当医患双方互不信任时，就容易发生医患冲突，这是导致医疗资源的浪费。如果不能消除患者的这种与治疗愿望相背离的行为，势必造成患者身心疲惫、费用增高，浪费社会有限的医疗资源等不良后果。因此，医务人员如何在医疗实践中消除导致患者不遵从医嘱行为的因素，以期在同样的医疗条件下，缩短疗程，达到预期治疗康复效果，探讨、解决患者不遵从医嘱行为就成了必须认真思考的问题。

二、患者不遵从医嘱行为产生的原因

（一）患者的医学知识素养不够

患者在日常生活中或多或少都有一点医学常识，但常识不是科学认识，当患者把常识等同于科学或者以常识代替科学后，患者自己就有了衡量医学与医生医嘱的一套标准。建立在常识基础上的标准与医学相悖时，这种基于常识基础上的选择与判断，必然产生不良后果。如果患者不遵从医嘱或者以自己的标准对医嘱的执行打折扣，就不可能达到预期医疗效果。另外，有的患者把对医生的信任建立在另一个错误的认识上，认为医学是万能的，不容许有任何的偏差，一旦有失误或者患者自认为是医生没有尽到责任,患者就可能对医生进行语言侵犯甚至暴力行为,这是患者医学科学修养不足的表现。患者缺乏医学知识,就容易非理性地处置与自己相关的人和事。

(二)医疗市场化导致患者对医嘱持怀疑态度

医疗市场化倾向,容易使医院在物质利益与精神价值选择之间失衡。当医院的发展一旦依赖于经济效益而医生逐利的时候,患者就有充分的理由怀疑医院和医生道德上的真诚。实际上,医院一旦逐利,滥检查、开大处方就不可避免,所以,社会舆论才把"看病贵"归结为医院的谋利行为。在这样的背景下,患者便会想当然地把任何医嘱视为医院为了谋利而施行的过度化医疗行为,从而对执行医嘱心存疑虑。虽然医疗卫生体制改革已经明确了公益化的方向,但是卫生经费的总投入不够,导致医院过度化医疗行为仍然存在。

(三)良好的医患关系还有待建立

医学模式转型后,传统单向地把自己托付给医生的医患关系已经弱化,随着患者权利意识的增强,生物—心理—社会医学模式下医患关系出现了平等与合作互动、独立与多元化的特征。患者希望得到人性化的多层面、多方位、多角度的医疗服务,而医生也希望提供更加具有人文化的医学服务。但是,在现实环境下,患者被视为分割的有机体、被致病微生物侵袭的有机生物体或是为医学试验提供数据的工具的现象仍然存在。患者对这种现象强烈不满却又无力改变,因而非理性对待医嘱。

(四)医生沟通技巧影响患者的不遵从医嘱行为

在医患关系中,医生始终是占主导地位的一方,在接诊过程中,医生的交流技巧会直接影响患者的情绪。医患交流中医生的医学语言偏误往往是引发医患纠纷的原因。

1. 医生言语信息量失衡 患者就医时,都想从医生那里尽可能多地获取关于自身疾患的准确信息,接诊医生由于工作量大,或者受自身专业技术水平所限,不可能完全满足患者的愿望,或者不愿与患者进行过多的言语交流,造成就医时患者感觉医生没有认真倾听自己的病情,或者认为自己获得的疾病信息不完整,从而使患者对医生产生怀疑和不满,引起医患关系不和谐。

2. 医生言语态度失衡 医生与患者交流时言语过激、态度粗暴,这种情境下的医患交流很容易引发医患纠纷。

3. 医生言语策略失慎 医生在与有某些特殊疾患的病人交流时语意不清,导致患者产生猜疑,或者医生语言表达中措辞生硬,不善于使用保护性的语言,没有充分考虑患者的心理承受力,故引发患者情绪失控。

4. 医生诊疗过程中言语伴随信息的影响　患者诊疗过程中，医生个人的语言风格、习惯化表情的不经意变化，语速、音调、交谈时体位的改变等，也会使一些心理素质不稳定的患者发生情绪波动，不能够配合医嘱，执行治疗计划。

（五）个性化的诊疗模式缺乏导致患者对医嘱的不信任

个性化的诊疗模式与现代医学模式相契合，但是，由于我国优质医疗资源不足，使大部分患者都涌向大医院，导致医生工作量加大，无法对患者进行个性化的诊疗。而患者是否采取遵从医嘱行为与其独特的个性心理特征密切相关，医生在诊疗中应该考虑患者的气质类型。不同气质类型的人对待疾病和治疗康复的态度千差万别，在临床中经常可以看到对于同样的疾病所造成的病痛，在轻重程度客观指标相似的情况下，有的人无所谓，他们直面现实，会采取积极的遵从医嘱行为，对这样的患者无需过多担心；有的人则大呼小叫痛苦不堪，他们会因过度担心，而有轻信或怀疑两种截然不同想法导致不遵从医嘱行为，对他们要重点关注；有人对很小的疾苦牢骚满腹、抱怨不停，这些人可能因消极的人生态度而采取不遵从医嘱行为；有的人一声不吭，沉默面对一切，要多与此类患者沟通，消除他们有可能采取的不遵从医嘱行为。

三、解决患者不遵从医嘱行为的对策

（一）开展形式多样的医学知识的普及宣传

我国政府历来重视医学科学知识的宣传、普及工作，利用各种主题活动日进行相关知识的宣教，开展送医送药下乡，医学生参加社会实践等，为提高全民医学知识奠定了良好的基础。但是，一些媒体广告以所谓专家的名义，虚假夸大药品疗效，误导群众，客观上不利于患者医学知识素养的提高。因此，政府应加大管理力度，打击"伪医学"的不法活动，为患者提供科学的医学知识。若患者能以科学的态度对待医嘱，不遵从医嘱的行为就会减少。

（二）医院对患者要进行健康知识宣教

医院应对慢性病患者和有些择期手术的患者开展相应的正规化的医学教育，以避免发生不遵从医嘱行为。同时，建立健康教育档案可以增强健康教育效果，提高患者遵从医嘱行为。通过门诊、住院治疗、出院后回访等形式进行健康宣教，同时从药物治疗、对疾病的认识、平时的饮食习惯、运动情况及精神状态等几个方面进行指导，加强患者的遵从医嘱行为。电话询访使医院服务领域的扩大，在现代社会中更体现了人文关怀。

（三）坚持医院的公益化方向

市场化改革导致医院的逐利趋势影响了患者对医院的信任。因此，坚持公立医院公益化方向的新医改政策无疑会深得人心，坚持制度建设，加大政府投入，彻底改变"以药养医"状态。这样就会逐步改变患者对医院赢利模式的误解，赢得患者对医院的信任，减少其不遵从医嘱行为。

（四）建立良好的医患关系

良好医患关系是保证患者遵从医嘱行为的前提，而良好医患关系的建立需要医患双方的共同努力。医生对患者进行诊疗时要努力做到以人为本，尽可能多地为患者提供医学信息，态度谦和诚恳，在特定情境下和患者面对面交流时要讲究语言策略，避免患者产生误会且加重疑虑；在诊疗过程中要注意观察患者的情绪和心理状态变化，及时调整交流对策，使用个性化的诊疗策略方法，消除患者对医生的不信任或抵触情绪。如果患者认为医务人员在进行医学技术诊疗的同时倾注了情感，就会高度认同医生的医嘱，医患关系就能由戒备、对立，走向理解与和谐，不遵从医嘱的行为就会减少。

（五）从患者利益出发制定医疗决策

任何医学行为都具有正、负双重效应。负效应是伤害发生的内在客观根据，而医务人员素质缺失是伤害发生的主观现实条件。医务人员进行医学决策时，要坚持不伤害原则。例如，在考虑保守治疗还是手术治疗时要首先确定哪种方案对患者产生的身体伤害最小；在药效相似，且毒性作用差别不大的背景下，要首先考虑患者的经济承受力，选择经济适用的药品；某些治疗方案可能对患者精神状态造成伤害时（如直肠癌患者肛门的去留、人工肛门的放置等），应尽可能避免对患者精神状态造成伤害并与患者沟通达成一致。总之，对治疗手段、方法的选择应当遵循身体伤害最小、诊断价值最高、疗效最好、价格最低、远期效果最好、精神伤害最小的原则。

（六）充分尊重患者的权利

在医疗实践中，医生应当向患者解释其所患疾病的诊治方法、手段及效果等的优劣比较之后，由患者根据自身对疾病的认识自主做出决策，要尊重患者对治疗方案的自主选择的权利，维护患者的知情同意权。当然，尊重患者的自主择医的权利也是有限度的。当患者或家属的自主选择严重偏离医学规律，如果此时不行使医生的干涉权就严重危及患者的身体健康和生命安全，如果家属全权授予医生时，就应果断使用医生的干涉权。确定治疗方案时，要根据病情需要及治疗价值做出决定，维护医学公正。医学公正的维护，也是患者遵从医嘱行为的保证。

思 考 题

1. 如何坚守职业医师的执业操守?
2. 如何正确对待和处理不遵医行为?

第十一章　几种疾病的接诊技巧

第一节　心内科特殊患者的接诊技巧

一、心内科患者的特点

心内科门诊患者具有老年患者多、心理障碍发病率高、长期服药、伴发多种疾病等特点，易发生一些特殊的医患矛盾。在日常的门诊工作中，因为患者人数多，医生没有充足的时间与患者进行交流，这就要求医患之间在有限的时间内进行短暂而有效的沟通交流。树立主动维护患者权益的意识，尊重患者权利，尤其是注意满足患者的知情权，包括对疾病诊疗情况了解、被告知、选择、拒绝和同意的权利，积极主动与患者进行沟通，常会达到良好的效果。

二、医患沟通应遵循的原则

在心内科门诊，与患者进行医患沟通教育时，有两类特殊的患者应该引起我们更多的重视，即老年患者和患有心理障碍的患者，应该给予他们更多的尊重和理解。

（一）给予老年患者充分的尊重与耐心

老年患者属于特殊群体，具有自尊心强、自卑和无价值感、敏感多疑、固执刻板等心理特点。随着年龄的增长，生理上各系统器官功能逐渐衰退，出现适应性降低、自理能力下降，表现为反应迟钝、行动迟缓等特征。因此，在接诊此类患者时，体现出对其的尊重就非常重要。满足患者的自尊心是进行良好沟通的前提，尊重老年患者是建立友谊、提高沟通效果的重要基础。心内科医务人员对老年患者的敏感多疑、固执刻板要给予充分的理解，而不能表现出不耐烦甚至蔑视的言行。在面对老年患者时，应给予他们更多的耐心和理解，倾听他们的想法，了解他们的担心所在，以获得患者的信赖。

（二）尊重和包容患有心理障碍的患者

在心内科门诊，患者常有一定的心理障碍。世界卫生组织（WTO）近年在世界卫生报告中指出，心理问题已成为世界第四大疾患，而心血管疾病排为第三位，心血管疾病合并心理问题在临床非常多见。心内科门诊初诊患者最常见就诊主诉是胸闷、胸痛、心慌、气短。有研究显示，仅 16.2%的患者是器质性心脏病，而 83.8%的患者为非器质性疾病，包括焦虑状态、抑郁状态或仅为精神紧张等，而焦虑或抑郁程度多数为轻度或中度，重度者仅占极少数。由此可见，心内科门诊患者的症状多是由于精神心理因素所致。在面对有心理障碍的患者时，应避免采用简单粗暴的方式，注意评估患者的心理状态，在处理器质性疾病的同时，应注意患者症状的心理成分，注意患者的情绪变化，使其能信任医生，并配合诊治。患有心血管疾病的患者，尤其是老年患者，常会对疾病产生恐惧心理，对未来会产生悲观情绪。如有位 60 多岁的男性冠心病患者来门诊就诊时，心情很压抑，对自己患有冠心病耿耿于怀，在向医生描述病情时，不断重复说："我以前从来没有得过病、吃过药，怎么现在会得心脏病，还要天天吃药呢？"对于这样"钻牛角尖"的患者，向其解释冠心病的发病机制，可能解除不了其心理症结。于是，医生就对他说，"你已经很好了，能有机会自己吃药也是幸福，很多人到了这年纪甚至连吃药的机会都没有呢"。虽然这样的开导不是很专业，但是有利于患者对疾病的理解，是一种人生态度，能够获得患者的共鸣，对于医生来说，也是一种缓解患者症状的方式。

（三）充分满足患者的知情权

我国近年的医疗改革中提出了以患者为中心的指导思想，要求在医疗实践中满足患者的知情权，即满足患者获知病情并对医务人员所采取的治疗方案决定取舍的权利。患者的知情同意权应得到医疗机构和医务人员的充分尊重。心内科门诊患者常同时患有多种疾病，长期服用多种药物，在对这样的患者进行诊治时，医生需要具备良好的专业知识背景，从而实现对患者知情权的尊重，包括对疾病诊疗情况的了解、被告知、选择、拒绝和同意的权利。

1. 心内科医生需要同时掌握其他专业的相关知识 在心内科门诊，患者常同时伴发糖尿病、肾功能不全、脑血管疾病等其他多系统慢性病，而且患者久病成医，一般都具备一定的医学知识。对这样的患者进行诊治时，心内科医生在掌握本专业的知识外，应同时掌握其他专科常见疾病的基本知识，如神经内科、呼吸科和内分泌科。只有具备广博的专业知识，才有利于对患者进行更好、更系统的诊治，也才能充分满足患者的知情权，便于患者选择诊治措施。

2. 心内科医生应具备良好的药理学知识背景 心内科门诊患者多为老年人，又多同时长期服用多种药物，各种药物对肝肾功能的影响、药物之间的相互影响，则显得尤为突出，患者也会对此高度关注。作为医生，应清楚地了解各种药物各自的药代动力学及药效特点、对人体重要器官的作用特点、药物之间的相互影响，在给患者处方药物时，清楚地向患者说明每种药物的作用特点及不良反应、药物之间的相互作用、服用时应该注意的事项。这就要求医生具备良好的药理学知识背景，在临床实践中可以发现，只要医务工作者把这些事项主动向患者交代清楚，患者的知情权得到保障，患者一般都会主动配合医生的治疗，治疗依从性就会提高。患者信任、理解、配合医生是顺利完成诊疗计划、保证医疗质量的前提。现代医学模式已从"生物医学模式"向"生物—心理—社会医学模式"转变，新型医学模式下的医患关系形式把医生与患者置于平等的地位。在心内科门诊，针对患者群体的特殊性，医生在具备良好专业知识的背景下，树立主动维护患者权利的意识，尊重每一位患者，与患者进行有效的沟通，充分满足患者的知情同意权，不仅可减少医患矛盾，在对疾病的诊治上，亦可达到事半功倍的效果。

第二节　乳腺癌患者接诊技巧

乳腺癌是女性最常见的恶性肿瘤之一，是严重威胁女性健康的疾病。全球每年新发乳腺癌病例高达 150 万例，死亡病例约达 50 万例。乳腺癌在我国发病率已达 40/10 万，并逐年持续上升，现已经跃居女性恶性肿瘤前列。在临床实践中，从患者来就诊，一直到患者复诊结束，知情同意应贯穿于各个环节中。

一、门诊就诊

患者前来就诊时，有的是因为自己触摸到乳房肿块；有的是在体检或在外院检查时发现乳房肿块；也有的是来进行乳房正常体检。在体格检查和查看影像学检查资料后，对有无肿块、肿块的大小会有比较明确的意见。一些有比较典型表现的，能大致推测肿瘤性质；对一些不能推测性质，就要告知患者是否要住院进行进一步诊断，通过肿块切除或穿刺明确肿瘤性质。

二、取活检

术前穿刺、术中冰冻、术后病理、病理解读，这些步骤其实是分别在术前或术后进行的。这是对肿瘤性质、分级分期、后续治疗及预判、预后的重要操作。在获取组织检材中，是有创伤和一定风险的，需要告知患者，并签订知情同意书。对于术后病理的解读，一般只告知病理诊断，不做过细解读。

三、术前、术后化疗

根据病变情况和即将采取的手术方式，会建议一些患者进行术前化疗（新辅助化疗），要告诉患者这种化疗的作用、与术后化疗的关系，这种方式化疗与术后化疗的利弊，要公正客观地告知患者，以利于患者的选择。对于化疗所共同面临的风险和化疗前植入 PICC 管（经外周静脉中心静脉置管）的利弊，要签订知情同意书，让患者了解化疗中常会遇到的消化道反应、脱发、骨髓抑制等不良反应，有一定心理准备。有些自费项目，也要向患者告知或者请患者签字认可。

四、手术方式的选择和麻醉告知

当医生制订手术方案后，就可告知患者手术时间，并将可以选择的手术方式、各种术式的利弊告知患者，让患者做出判断和选择，并对手术风险有一定认识。如果先做局部麻醉手术，术中发现是癌肿，还要扩大手术范围，改成全身麻醉来进行以下的手术，同时要签署手术同意书。其实对于这部分内容，在入院后就应逐渐向患者介绍，方便患者在最后做出判断。除非有术前病理诊断，否则患者一般先进行局部麻醉，取出肿块，进行术中快速冰冻检查。在等待病理诊断结果的时间内，患者是极受煎熬的。如果结果确认是乳腺癌，应该告诉患者，"要扩大手术范围，不要紧张，这次是全麻，不疼的"，患者就会明白遭遇了癌症。由于乳腺是女性付性器官，显示女性性征，只要是明显影响体形的治疗手段，医生都应把术后的基本状况告诉患者，让患者有一定的思想准备和心理承受。

五、康复与复诊告知

从手术开始，患者就面临康复训练和康复锻炼的问题，尤其是施行各种根治手术的患者。这种锻炼是保持患者生活自理的必要过程，是最大限度恢复患者患侧上肢功能的重要手段。科学合理的功能锻炼，既能促进患肢功能恢复，也能使淋巴水肿的发生率明显下降，这点应向患者讲清。

六、对家属的告知

乳腺癌发生时，在治疗方面一般都是由家庭成员为患者行使决策权，这就使得医护人员既要尊重家属的权利又要考虑患者个人的自主权，因此很多医务人员并不愿意将真实病情告知患者。其实，大多数患者迫切想知道自己的病情与预后情况，希望尊重他们的意见完全超越家庭成员，由此可见，患者对自主权越来越重视。医生的天职是救死扶伤，只要有一线希望就应竭尽全力救治，这就要求医务人员不仅在新技术和新方法的研究上不断突破，而且在对自身修养与道德及医德等方面有更高的要求，从而提高患者的生活质量与治疗依从性。在以上所有的告知中，其实都一直伴随着对家属的告知。在兼顾知情同意权、保护性医疗制度之间，与家属的沟通起到重要作用。在征得患者同意后，由患者签署委托授权书，可以有选择性地把一些内容只告诉患者家属，由家属对一些事项做出决定，如一些手术意外、风险、手术费用等问题。

七、个性化对待

大部分患者就医时往往对医疗预后期望很高，此时他们完全依赖于医务人员的技能与专业知识，会毫无保留地把隐私告知医生，以获得最好的治疗，这就赋予医务人员一种特殊的道德义务，即医务人员要把患者的利益放到第一位。患者的病情不一，性格脾气不一，人生经历不一，家庭环境不一，不能机械地用同一种或几种方法来对待所有患者。在与患者接触中，要迅速了解患者的大致情况，不断探索和修正实现知情同意的方法，包括表述的时机、方式、场合等内容。遵照国家法律法规的要求、行业规范的约束、医生的自我觉醒、病种的特殊性、患者的现实需求，在告知的内容和程度上，可以进行个性化指导。

第三节　整形美容外科接诊技巧

整形美容外科与其他医学专科相比，有其自身的特点。因此，该专科中的知情同意和医生相应的责任与其他专科也有所不同。

一、医患审美观的冲突

医生与患者的审美观是一对矛盾，两者从出发点和目的来说是一致的，都是为了使患者术后更加漂亮；但就某一方面的理解来说，如对漂亮的理解，两者又可能有明显的不同。当医患双方的审美观完全一致时，手术很容易获得成功，但如果双方的审美观出现分歧时，只有通过双方的沟通、探讨和研究，统一了观点以后才能进行手术，否则将会引起不必要的纠纷。曾有一位欲行隆鼻术的患者，要求术后效果像西方人一样，但根据该患者的条件，如按照他的要求来做，术后势必会形成一个与面型不协调，完全孤立的鼻子，而且会给人一种凶狠、自私的感觉。临床医生根据自己的经验和对美学的理解，认为该患者只需将鼻背稍加调整即可形成一个与脸型相配、优美的鼻子。与患者讨论时，通过手提模拟隆鼻效果后，患者看法有了改变，基本同意了医生的意见。患者对手术效果相当满意。在这个病例中，医患双方的审美观开始时有分歧，患方主张夸张一点，而医方则主张整体的协调。经过医生对患者进行解释、示范，使患者知情，并在最后统一了观点（同意），所以并没有出现纠纷。假如医生完全按照患者的要求去做，术后由于别人议论，就可能会有纠纷的出现。但如果医生不顾患者的观点，片面强调自己的审美观，可能连手术都无法实施。因此，在患者接受手术前，整形美容外科医生和患者应首先统一审美观。审美观的统一过程，就是医生的建议和患者周围人的评价影响患者的审美观并使之发生转变的过程。医生根据自己的审美观念（美学基本原则和个体化原则）和患者的要求，来确定彼此间审美观的差异，经商讨统一后，才可行手术治疗。

二、功能与外形的统一

常见的美容手术前，患者并无功能上的缺失，手术的目的仅仅是为了改善外形。但在手术中，如果损伤了相应的组织结构，又会造成继发的功能丧失，所以在行此类纯美容性手术时，不能忽视手术操作可能导致的功能改变。而另外一些手术，尤其是关于手部整形时，则需慎重考虑是偏重于功能还是外形。临床上常遇到中指中节粉碎性骨折合并远侧指间关节损伤的患者，如行"中节碎骨取出指短缩术"，有望恢复大部分功能，但患者坚持要保留中指的长度，不得已的情况下，只得将大的碎骨片对合后与远节指骨固定于一起。后来虽然中指长度保留了，软组织粘连却使中指永远保持在伸直位，丧失了本可以恢复的功能。这个病例是为了外形而牺牲部分功能，不过由于事先已向患者讲明，患者并无异议。对于此类患者，最好将知情同意书保留两份，以备不测。更多的整形美容手术是可将功能和外形完美地结合在一起的。"额肌瓣上睑下垂整形术"就是一个很恰当的例子。上睑下垂患者，不但有外貌的异常，也有功能的改变。"额肌瓣上睑下垂整形术"利用额肌的力量，不但使眼裂开大，外貌变得美观，而且可预防视力下降。总之，在处理功能与外形之间的关系时，应将功能与外形视作矛盾的两个方面，一方面，功能的重建难免影响外形的修复，而外形的修复同样将限制功能的重建；另一方面，修复功能是修复外形的基础，修复外形时应兼顾功能的重建。同时也要分清功能与外形哪一个是矛盾的主要方面，即手术首先要解决的问题。选择适当的术式，既保留功能又兼顾外形，当然是最理想的，但当"鱼"和"熊掌"不可兼得时，其取舍应在医生告知患者各种可能后果后，由患者做出决定。

三、医疗费用与医疗结果之间的矛盾

医疗服务作为一种有偿服务，虽然在很大程度上与其他行业不同，但患者作为服务的对象，都会考虑所付价钱与最终效果的比值，即"效／价比"。医疗费和手术效果可因不同手术方法、不同材料应用而有所不同。此时，医疗费用与医疗效果之间的矛盾就凸现出来。在医学整形美容领域，新材料的应用比较广泛，不同材料的应用效果和价格也各不相同。一般来说，医生更愿意患者选择手术效果佳的材料与方法，而较少考虑患者的经济承受能力。但患者的选择则既要求手术效果好，又要求费用低廉。这对于一个医生来讲，是一个两难问题。解决此问题，首先要认识到患者前来手术的日的是改善外形。而医疗费用仅涉及经济承受能力的问题。虽然医疗费用对医疗结果有影响，但主要顾及的仍然应该是医疗结果。将对各种方法和材料进行的效果／价格比提供给患者，在综合考虑后建议患者采取适当的方法，才是解决问题的根本途径。但医疗美容效果的评价却也是一个较难解决的问题，目前的方法是制订一个术前、术后可进行比较的客观量表，而美学自身的特点却使此方法看似科学其实不然。因为美学涉及的不仅仅是一些客观指标，还包括个人的心理因素、社会因素对美学观点的影响等。曾有过在他院手术后来修整的患者，提及自己医疗费用低但手术效果不佳的问题时，充满怨悔之色。这说明尽管应给患者以足够的选择权，却不能完全按其意愿进行，尤其在涉及手术效果时。事实上，整形美容实践中所遇到的矛盾远不止以上提及的几点。大多数的矛盾可通过医生与患者沟通，使患者了解到矛盾的交点，并提出相应的建议，最终达到患者知情同意来解决的。因此，在整形美容外科实践中，医生应充分向患者说明病情、治疗方法和可能的治疗效果，并由医生结合患者的选择来制订治疗方案，使医患之间处于一种新型的"互动"模式，最终才能达到最好的医疗效果。

第四节 关于婚检的接诊问题

受传统习俗的影响，婚检当事人往往因害怕暴露隐私而回避婚检，特别是在当前实行自愿婚检的情况下，当事人自愿婚检者寥寥无几，如果再屡屡出现婚检过程中的医学伦理失范现象，无疑会导致婚检当事人产生更多的顾虑，由此带来的消极影响是可想而知的。重新审视未婚女性生殖器官检查中的医学伦理问题非常必要。目前在妇科检查特别是对未婚妇女的生殖器官进行检查的过程中医学伦理失范现象并不少见，对社会和个人带来的危害非同小可，成为一个不得不再次引起医生们重视的问题。

一、处女膜对于青年女性而言具有特殊意义

处女膜对未婚女性生活、心理健康都起着积极的影响和作用。从医学的角度讲，造成处女膜破裂的原因有多种，大家最熟悉的就是女性在首次发生性行为时处女膜会破裂出血，除此以外，在发生以下意外时，处女膜也会破裂出血的：如有的女性在参加跳高、骑马、武术等剧烈运动时，有的女性在清洗外阴部、使用内置式卫生棉条不当甚至在手淫时，也会造成处女膜的破裂。性学和医学发展到今天，女性婚后始终不出现"落红"现象，并不能够证明她已经"失贞"，这是一

个不争的结论。但自古以来"新婚之夜"新娘是否"落红"成为判断未婚女性贞洁与否的唯一标志，处女膜往往承载着女性全部的生命价值。医院和医师在婚检过程中"检"破处女膜带来的后果不可忽视。婚检"检"破处女膜侵犯了妇女的人身权利，只要医院存在过错行为并对之造成损害，都应当承担赔偿责任。婚检"检"破处女膜从生理层面上来说，无疑导致未婚女性身体的完整权受到侵害，但发生医疗纠纷、给被检者带来损害是事实，若医师不当手术方法或治疗目的及施行过度，致侵害患者身体者，仍属于身体侵害，无疑会给当事人心理和精神上带来巨大的伤害。其行为实质上直接侵犯了被检者的身体完整权等人格权利；并且此类医疗纠纷一旦暴露出来，往往会在侵犯女性身体权和心理健康权的同时，间接侵犯到她们的隐私权利。通常情况下被检者对医疗知识严重缺乏，对于检查的方式、品种等，检查者几乎对被检者拥有完全的决定权，而被检者基本处于被动接受的地位并且不敢对服务本身提出质疑。因此，医师自身行为的规范程度就成为衡量是否遵循医学伦理的主要标准，只有医师严格遵循职业规则和伦理规范，才能得到社会的认可；否则，就会导致医学伦理失范、发生医疗纠纷或者医疗事故。《婚前保健工作规范》规定："检查女性生殖器官时应常规作肛门腹壁双合诊。如发现异常需作阴道检查时，必须征得本人或家属同意后方可进行。除处女膜发育异常外，对其完整性严禁描述。对可疑发育异常者，应慎重诊断。"医生心中应该始终装着患者的利益，在医疗决策中应把患者利益放在首位，尤其是在对未婚女性进行生殖器官检查这一敏感的问题上，医生应与患者自主妥善协调，在偶遇不合作或拒绝检查的患者时不要勉强。为此，在对未婚女性进行生殖器官检查时检查与否、检查程序、器械选择、可能出现的后果等方面都要如实告知被检查者，征求被检查者的意见，由被检查者自主决定是否检查和检查的方式。如应用影响性器官和性功能的药物或器械时，医务人员更应严格履行被检者的知情同意权利，征求被检者的意愿，同时应尽最大努力减少对被检者的影响，以免导致给被检查者未来的家庭受到影响，以及给被检者带来不良的心理反应。一般情况下检查未婚女性生殖器官时，应由女性医师实施，当由男医生检查时一定要医行庄重、品德纯正，不得有淫思邪念，检查时要有女护士陪同或者第三者在场，取得受检者同意后，由受检者自己宽衣解带，循规操作。对现实社会中那些由于自身行为不端而导致染病的未婚女性在检查时也应充分予以尊重，不得歧视、施以不公正甚至是侮辱性的待遇。

人体的器官、组织一般是不可再生的，一旦缺失便不复存在，相应的生理功能就要受到影响，这种影响将持续到患者生命的尽头。无疑，婚检"检"破处女膜会给被检者带来身体上的伤害和心理上的创伤，医师在对未婚妇女阴道进行检查时应保证受检者身体器官的安全，防止出现可能带来的危险。在普通医学实践中，不伤害系指在诊治过程中不使患者的身心受到损伤，这是最起码应遵循的原则。在对女性的生殖器官进行检查时遵循"不伤害原则"，即安全性原则，要求医师在检查未婚女性生殖器官时不得使她们的生殖器官的完整性受到伤害，确保器官安全，既不伤害身体，又不伤害心理，做到保护身心的统一。虽然处女膜破裂一般不会造成身体上的功能障碍，不属于医疗事故。但是如果是医院在体检过程中造成了被检者处女膜破裂，不管医生是否询问过被检者有无婚姻史，也不管被检者是否如实回答，都不得作为医院减轻、免除承担责任的抗辩理由，医院应当对其医生在诊疗活动中给被检者造成的损害承担全部责任。除此以外，不伤害原则还要求医师要严格遵守操作规范，履行谨慎选择检查方式和检查器械的义务，强化无菌观念，防止出现医源性交叉感染。

二、医疗审慎

医疗审慎是指在医疗活动中，医生在行为之前的周密思考和行为过程中的小心谨慎、细心操作。我国历代"医训"都要求医生在为患者诊治时要具有谨慎小心、认真负责、兢兢业业、专心一致的服务作风和真诚热情、耐心仔细、和蔼可亲、言行缜密的服务态度。在对未婚女性性器官进行检查时，她们往往存在着羞怯、疑惧、抑郁等特殊心理现象，出现不愿吐露、隐瞒病史、拒绝检查等情况。这就要求医师在对未婚妇女生殖器官进行体检时更应该履行谨慎小心、认真检查的义务。医务人员应细心体察、主动关心，才能获得全面可靠的病史资料。医生在检查时，应当询问患者有无性交史，如果医院没有询问就检查，是违规操作。对未婚患者非经本人同意，不得用相关仪器对阴道进行检查等。目前发生的对女性生殖器官进行检查时"检"破处女膜的情况多数是由于医师违规使用器械造成的，医生作为专业人士，应该能够预见到自己使用这种扩张性的医疗器械可能对女性身体造成的损害，应该尽到及时地提醒义务和告知、征求意见的责任。

三、为患者保密

为患者保密是医患关系的一项原则，也是患者自愿提供真实信息的基础，更是医疗卫生机构预防与疾病控制的前提。由于对未婚女性生殖器官的检查最容易触及女性的隐私，特别是一旦发生医疗纠纷，往往会导致被检者的隐私暴露，给被检者以后的婚恋和生活带来严重的后果。《婚前保健工作规范》规定："从事婚前保健的医务人员应做到'严肃、亲切、认真、守秘'；保护服务对象隐私。"原国家卫生部《医务人员医德规范及实施办法》也规定医师要"为病人保守医密，实行保护性医疗，不泄露病人隐私与秘密"。按照我国现有法律、法规规定，处女膜完好与否属于个人隐私，不属于婚检范畴，医师在婚检中检查女性生殖器官时尤其要注意保护当事人的隐私。如医师在检查过程中认为确有必要进行检查，"对不属于婚检内容的隐私权，医院要绝对保护；对属于婚检内容的隐私权，医院应履行谨慎检查、规范操作、严格保密、善意建议等保护原则"。即使在婚检过程中发现女方处女膜破裂也不应当当着对方当事人的面说出或者在其他场合散布。婚前体检是预防和控制新生儿人口出生缺陷的第一道防线，医师要有维护妇女、家庭、后代健康的责任感，抱着对国家和社会负责的态度，切实履行好以上伦理义务。

第十二章　几个热点问题的探讨

第一节　医疗纠纷处理中应厘清技术性事故与责任性事故

医疗损害责任既包括医疗机构及医务人员在医疗过程中因过失所致损害责任，也包括在法律规定的情况下无论有无过失，造成患者人身损害或者其他损害而应当承担的以损害赔偿为主要方式的侵权责任。

一、过失是医疗事故的主要原因

根据《中华人民共和国侵权责任法》的规定，医疗机构过失是其承担医疗损害责任的最为主要的原因，非过失造成患者损害是医疗损害责任的例外情形，而故意造成患者伤害则按照一般侵权承担责任。根据《刑法》第 335 条规定，医疗事故罪是指医务人员由于严重不负责任造成就诊人死亡或者严重损害就诊人身体健康的行为。严重不负责任是医疗事故罪的主观构成要件，医务人员只有主观上具有过失才能构成医疗事故罪，否则将不构成医疗事故罪，而可能构成故意伤害罪或故意杀人罪。对于非法行医造成患者人身伤害或死亡的，则不能按医疗事故犯罪处理，只能按照其他犯罪（如非法行医罪）从重加以处罚。医疗事故罪是一种业务过失犯罪，犯罪主体的主观心态只能是过失，而非故意。医务人员在过失状态下，因为造成了就诊人死亡或者严重损害了就诊人身体健康，需要承担刑事责任。医疗损害责任与医疗事故罪的责任基础均是过失，过失是两种责任存在的基本前提。医务人员或医疗机构只对医疗过失承担责任。如果在医疗过程中，医务人员故意伤害患者，那么应当按照故意伤害论处和承担责任。同样是基于过失造成患者人身伤害，医务人员或医疗机构何种情形下只需承担民事上的医疗损害责任，何种情形下又必须按照医疗事故罪承担刑事责任呢？过失的严重程度是区分两种责任的关键点。

过失是指医务人员在医疗过程中应当预见自己的行为可能发生的不良后果，因疏忽大意没有预见，或已经预见但轻信能够避免的心理状态。在实际医疗过程中，医疗机构及医务人员有时因为利益的驱动存在故意违反注意义务的情形，此时医疗损害行为所致侵权对于医疗机构及医务人员而言，其主观心理状态是故意。但这种因故意导致医疗损害而具有直接因果关系的医疗侵权在临床中很少见，更多地表现为故意提供费用高、风险可能尚不确定但似乎又较替代方案有些冠冕堂皇优点的方案或器械、药品，而该方案或器械、药品最终导致医疗损害。主观心理状态的过失需依附一定的载体才能为外界感知和显性。该种过失通常表现为医务人员违反了注意义务，或造成了患者不应有的伤害，或按照当时的诊疗水平不应当出现某类疾病的不能预防或治疗等。

民事上的医疗损害责任与刑事上的医疗事故罪只是因医疗行为所产生责任的两种形式，当医疗行为所致损害非常严重时，两者是并存的。民事责任和刑事责任两者设置目的最大的不同之处在于：刑事责任是为了惩罚，以儆效尤；民事责任的目的是为了补偿，平衡受损人与获利者或侵权人之间的利益关系。所以，在民事领域，责任承担的前提是有损害，没有损害就没有赔偿。医疗损害责任是一种民事责任，其要求受损人必须要有民事上的损害，如果没有损害，就不能要求损害赔偿。同时，医疗损害责任不同于一般的民事责任，其更应当强调如果没有损害的存在，医疗机构及医务人员就不应当承担责任，因为从医疗机构的角度来看，其开展医疗活动的目的是为了治病救人，在治病救人的过程中可能存在失误或自身不可控的因素，导致医疗差错。如果出现了这样的医疗差错但又没有给患者造成损害，为了鼓励医疗机构及医务人员大胆地进行医学探索，需要尽量减轻医疗机构的压力。医学是经验科学，医生对疾病的治理，对病情的把握，除了具备基本的医学理论知识外，更多的是需要临床积累的经验，而对新出现疾病的治疗几乎完全依赖临床掌握的经验和资料。临床经验的积累过程很多时候就是总结差错病例的过程。

医疗事故罪的主观构成要件是过失。没有故意的医疗事故罪，如果主观故意，则为故意伤害或杀人，为刑事犯罪行为，即医务人员应当预见可能发生患者死亡或健康受到严重损害，但因疏忽大意没有预见，或虽已预见但轻信能够避免，以致造成患者死亡或健康受到严重损害。当然，构成医疗事故罪的过失与承担医疗损害责任的过失性质上是相同的，其判断标准是医务人员是否尽到了其应尽的注意义务，也即其行为符合法律、法规、诊疗护理规范和常规等。

二、医风不端导致医疗事故发生率上升

现实医疗过程中，有少数医疗机构及医务人员为了获得某些利益，会刻意向患者推荐或只介绍一种医疗方案，故意不介绍其他替代医疗方案。过错最为主要的原因就是不提供费用低、很多时候风险也低的替代医疗方案或医疗器械或药品，或夸大替代医疗方案或器械或药品的风险。目前医疗行业非常盛行的一种手术方式是微创手术，但该种手术方式其实针对不同的医生、患者和病情，风险有很大的不同。一般来说，如果是大型手术，则传统的开放式手术更为安全，费用也更低。但医疗机构有时为了利益，会不顾患者的实际病情着力推荐微创手术创口小、愈合快等对病情而言并非必需的优势，误导患者选择该种手术。事实上，医疗风险无处不在，所有医疗过程都是风险与利益并存，看似简单或微不足道的病

例，都潜藏着风险，几乎无法完全避免。承担医疗事故罪的过失严重程度没有精准划分，真正承担刑事责任的医疗事故罪往往都是造成了患者死亡的一级医疗事故的医疗过失行为，其他非造成死亡的医疗事故一般都不会承担刑事责任或者案件根本就不会被启动刑事程序，而对造成死亡的医疗过失行为，其刑事责任的实际承担也是拘役或缓刑居多。

根据《医疗事故处理条例》的规定，医疗机构及其医务人员在医疗活动中，因违反医疗卫生管理法律、行政法规、部门规章和诊疗护理规范、常规，过失造成患者人身损害的事故就是医疗事故。凡是造成医疗事故的，就应当承担医疗损害责任，但是否需承担刑事责任则要考察该损害是否符合刑法关于医疗事故罪构成要件中的"严重不负责任"。"严重不负责任"本质上就是医务人员对注意义务的违反，是医务人员在违反了注意义务后实现了刑法所规定构成要件的犯罪事实行为，是医务人员在诊疗护理的过程中违反法律法规或诊疗护理规范，不履行或不正确履行诊疗护理职责的行为。在诊疗护理过程中，如当班医生擅离职守，对应当及时处理或抢救的患者不予救治或手术过程中因粗心大意遗留物件在患者体内、甚至错误切除患者身体器官，医护人员打错针、投错药等。只有在"严重不负责任"情况下的过失，才需要按照医疗事故罪进行惩处，否则其他过失是不需要承担刑事责任的。在医疗事故罪中，损害结果的造成不是因为技术上的原因，而是因为不负责任造成；损害结果是医疗事故罪客观方面的构成要件，但并非有严重损害结果就是医疗事故罪，只有损害结果是因为医务人员"严重不负责任"造成的，此时的医务人员才需要按照医疗事故罪承担责任。

医疗损害责任与医疗事故罪承担的基础均是医疗机构或医务人员有过失，但医疗事故罪的过失是非常严重的过失。根据《医疗事故处理条例》第4条规定，对患者人身造成的损害程度分为以下四级。一级医疗事故：造成患者死亡、重度残疾的；二级医疗事故：造成患者中度残疾、器官组织损伤导致严重功能障碍的；三级医疗事故：造成患者轻度残疾、器官组织损伤导致一般功能障碍的；四级医疗事故：造成患者明显人身损害的其他后果的。

"严重损害就诊人身体健康"，是指造成就诊人严重残疾、重伤、感染艾滋病、病毒性肝炎等难以治愈的疾病或者其他严重损害就诊人身体健康的后果。重伤是指使人肢体残废、毁人容貌、丧失听觉、丧失视觉、丧失其他器官功能或者其他对于人身健康有重大伤害的损伤。很多医疗风险不是医务人员或医疗机构所能控制的。医学只是一门科学，其永远只能无限接近医学真理，却不能穷尽真理，因为真理是发展的。身体疾患和寿命长短是具体的个案，每一个个案都不可能完全相同。尽管现代医学由经验医学进入循证医学，医疗决策（即对患者的处理、治疗方案及医疗制度的制定等）也只是在现有最好的临床研究基础上结合个人的临床经验做出。疾患的变异先于医学的发展，医学只能基于变异后的疾患进行研究，循证医学的证据只能来自临床医学研究并为临床实践服务。医学的客观规律如此，但患者对临床疗效期望却非常高，大部分患者认为花了钱就应治好病，治不好病就是医生未尽到应有的责任。据统计，国内外一致承认的医疗确诊率只有70%，各种急重症抢救成功率也仅在70%～80%。从医学本身的客观规律出发，医生无法做到诊断治疗尽善尽美或完全正确，医疗风险必然存在。事实上，任何医疗过程都是风险与利益并存，医疗风险贯穿诊断、治疗和康复的全过程。医疗风险和疾病风险是人类生存面临的共同风险。医疗风险是客观存在的认识风险、技术风险，具有其内在的客观规律性，其是基于医学知识运用科技手段应对疾病而产生的人为风险，而疾病风险则具有自然和人为的双重来源。正是因为医疗风险的客观存在和不可避免，非因医务人员过错造成的患者伤害亦不可避免。当然，根据《中华人民共和国侵权责任法》和《中华人民共和国刑法》的规定，医务人员只对过错造成的伤害承担责任，医疗事故罪属过失犯罪，在主观罪过上与故意犯罪相比较轻。同时，医疗事故罪又属于事故犯罪，与其他事故性犯罪相比，由医疗行业的高风险、主体的特殊及犯罪对象的特定等因素决定，其法定最高刑低于其他过失犯罪。

对于非死亡的"严重损害就诊人身体健康"的医疗事故基本没有在医疗事故罪案例中出现。在当前我国医疗行业自律存在较多问题的情况下，不追究因"严重损害就诊人身体健康"导致的医疗事故罪或过轻处罚导致死亡的医疗事故罪，将对医疗行业的发展、患者权益的保护、社会的安定带来危害，医务人员应自觉提高自律性。

综上所述，判断医疗机构及其医务人员在医疗活动中的诊疗行为是否构成医疗事故具备的必备条件为以下几点。

1. 主体是具备责任能力的医疗机构及其医务人员　医疗事故的行为人必须是医疗机构或者医务人员。如果是非医疗机构或非医务人员致患者损害，虽可能导致侵权损害赔偿责任，但并非医疗事故。

2. 行为的违法性　即构成医疗事故的主体行为必须具有违法、违规性。

3. 造成患者人身损害的后果　医疗事故所侵害的是患者的人身权、健康权，甚至是生命权。因此，只有造成患者的人身损害，才能产生医疗事故。

4. 损害后果与医疗行为之间有因果关系　医疗行为与损害后果之间必须有因果关系才能认定为医疗事故，也就是说，医疗行为是导致患者人身损害发生的原因。

5. 主观上有诊疗护理的过失　这种过失行为分为两种：一种是疏忽大意的过失，是指在医疗事故发生中，应当预见和可以预见到自己的行为可能造成患者的危害结果，因为疏忽大意而未预见到，并致使危害发生；另一种是过于自信的过失，是指行为人虽然预见到自己的行为可能给患者导致危害，但是轻信借助自己的技术、经验能够避免，因而导致了判断上和行为上的失误，致使危害发生。

医疗事故责任是指医疗单位及其医务人员在诊疗护理过程中，违反规章制度或出现技术过失致患者伤亡而应承担的法律后果。医疗事故责任按内容可分为三类，即民事责任、刑事责任和行政责任。医疗事故存在违约责任，是因为医患关系属于非典型的民事合同关系。患者到医院看病，要求医疗机构给予诊断、检查、治疗，向医院提出挂号预约，医疗机构给予挂号、接诊、承诺为患者看病，视为同意。患者提出的预约，形成双方之间的共同契约，由此产生了医患合同关系的权利、义务。而医患合同关系则具有不对等性，患者可以选择医疗机构，但医生不能选择患者，遇到抢救患者，患者不能支付医药费用，医疗机构也有抢救之义务，而不能以其无钱为理由不实施抢救。患者在治疗抢救的关键仍需要服从医疗机构的诊治。在医患合同关系中，由于医疗机构的医务人员诊疗护理的过失，有瑕疵的行为造成患者损伤，出现死亡、伤残、组织器官损伤、功能障碍的，属于不当履行的违约行为。未尽合同义务是指医疗机构在诊疗护理工作中，没有履行告之及注意义务等，引起违约行为。患者到医疗机构就医，医疗单位接受病员并为其医治，双方形成了一种医患合同关系，患者有权要求医疗单位完全适当地履行合同义务，依法实施治疗行为，在其权益遭受侵害时，有权要求法律救济。患者有义务积极配合医疗单位诊疗，并按规定支付费用。医疗单位在诊疗中对患者负有不可推卸的注意义务，在提供适当的诊疗行为后有请求患者或其亲属支付费用的权利。

三、医疗事故民事责任的免除

（1）在紧急情况下为抢救垂危患者生命而采取紧急医学措施造成不良后果的。

（2）在医疗活动中由于患者病情异常或者患者体质特殊而发生医疗意外的。

（3）在现有医学科学技术条件下，发生无法预料或者不能防范的不良后果的。

（4）无过错输血感染造成不良后果的。

（5）因患方原因延误诊疗导致不良后果的；"因患方原因延误诊疗导致不良后果的"不属于医疗事故。

（6）因不可抗力造成不良后果的。

现在医院接诊时一般均要求患者先付一定金额的预付款，这笔款项应视为该服务合同的定金，患者如不及时付款、配合医治，医疗机构有权从此金额中扣除部分款项或拒绝返还；反之，医疗机构出现医疗事故时，则违背了双方的签约意愿，应双倍返还，但可以扣除合理的医疗成本费用。

四、行政责任和刑事责任应侧重对公共利益的保护

医疗单位及医务人员的违法行为，其后果一方面直接损害了患者的利益，另一方面破坏了正常的医疗秩序，在其承担民事责任的同时，还要承担行政责任及刑事责任。医疗事故刑事责任是医务人员在诊疗护理中严重不负责任，违反规章制度所应受到的惩处。

（一）医疗事故罪的构成要件

1. 医疗事故犯罪的主体是医务人员 医务人员是指经过医药院校教育，或经过各种卫生机构培养训练后经考核合格，取得相应资格并从事医疗实践工作的各类卫生技术人员。医务人员的职业具有很强的专业性和技术性。医疗事故犯罪的主观方面是过失，即医务人员没有预见自己的行为会发生危害社会的结果，可造成患者的死亡或身体器官残缺和功能障碍的危害后果。根据医务人员的技术和职业要求，应当预见自己的行为会发生危害社会的结果，应当预见而没有预见的原因是由于医务人员的疏忽大意。医疗事故罪中过于自信的过失具有两个特点：医务人员已经预见到自己的行为可能会发生危害社会的结果；医务人员轻信对所遇到的危害结果可以避免。

2. 医疗事故罪所侵犯的客体是复杂客体 医疗事故犯罪首先侵犯了公民的生命权和健康权，造成就诊人的死亡、肢体残疾及器官功能障碍，严重损害了就诊人的生命健康权。其次，侵犯了国家对医疗卫生工作的管理秩序，它不仅破坏了正常的公共卫生秩序，违背了医务人员救死扶伤、实行人道主义的宗旨，败坏了医院的名誉，也违反了医务人员执行职务时应遵循的行为规范。

（二）医疗事故罪和医疗差错的界限

医疗差错是医护人员违反诊疗护理常规和制度，未造成就诊人死亡、肢体残疾和器官功能障碍的，不良后果是医务人员违反规章制度的行为。医疗意外，是指在诊疗护理过程中，由于不能抗拒和预见的原因在客观上造成患者的不良后果，如果不是由于主观上的过失，而是医疗意外，则不认为是犯罪。抢救行为是指医务人员为了抢救患者的生命，治愈疾病，恢复健康，在采取其他治疗措施都不可能达到目的的时候，通过损害患者较小的利益，保护患者较大的利益（生命）的行为。

（三）严格区分医疗事故罪和故意杀人罪、故意伤害罪

医疗事故罪和故意杀人罪、故意伤害罪两者的共同点在于，都是造成了他人的死亡和身体健康受损。但两者有区别，一是主体不同，前者的主体仅指医务人员，而后者不是医务人员；二是主观方面不同，前者对就诊人的死亡和肢体残疾、器官功能障碍的心理态度是过失，而后者是故意；三是前者一般是发生在诊疗过程中，而后者没有此限制，可以发生在任何场合。

（四）医疗事故罪同非法行医罪的区别

一是主体不同，前罪主体是医务人员，而后罪的主体则是没有取得医师执业资格的人员；二是主观方面不同，前者对出现危害后果的心理态度是过失，而后

者可以是过失，也可以是故意；三是客观方面的不同，前者在行为上表现为严重不负责任，严重违反诊疗常规的行为，后者不以责任为限，技术水平低下造成严重后果，不影响定罪。

医疗过错与医疗事故的定义有着重要的差别：医疗事故的认定是由法院指定的医疗鉴定机构根据《医疗事故处理条例》、自身的医学经验与专业知识对医疗行为做出的行政判断，而医疗过错的认定却是依赖于法官依照法理结合专家的意见及对证据的理解综合得出的法律判断。

（五）医疗水准的判断

医疗水准的判断要综合社会平均一般标准与现实中人、物、环境各种因素的影响。

（1）地域因素，处于偏远落后地区的医师与经济发达地区者相比，因环境限制，不能及时接受先进的医学知识，在物资设备引进上也明显落后于发达地区。

（2）医院因素，小医院与综合性的大医院相比较，在物资、设备、人员等方面有一定差异，医师在履行注意义务时可能也会受到一定的限制。

（3）一般医师与专科医师的区别，对普通医师与专科医师，其注意义务的要求有着明显差异。

五、关于规范的思考

近10年来，我国各地卫生主管部门均在着力制订"诊疗护理规范和常规"，中华医学会也在制订全国统一的文本。我国幅员辽阔，南北方差异，东西方不同，不成文的行业惯例很多。实际上，关于医方在医疗事件中的过失的客观标准，应综合考虑"医学学术的流派性"、"诊疗水平的区域性"、"工作分工的专门性"、"医学技术的时代性"、"抢救患者的紧急性"等因素，这些因素是衡量一名医务人员在相应专业、职称、职务背景下的经验、技术、能力、学识水平的参照系，只有结合这些因素才能科学地判断该行为人是否履行了应当履行的注意义务，进而做出有无过失的判断。不了解这个道理，一概排斥符合基本医疗准则的一地、一院、一科的规范（包括不成文的行业惯例），而搞大一统的全国性文本，可能是有失偏颇的。

某三级甲等综合医院有一起纠纷，其鉴定分析就很好地体现了误诊、误治与医疗过失、医疗事故、医疗损害责任之间的辩证关系。某女，因"发现左乳房包块6月余"而入住外科，入院诊断为："左乳包块待查：乳腺小叶增生症？"入院后各项术前检查未发现手术禁忌，择日在连续硬膜外麻醉下行"左乳房包块切除术＋冰冻切片检查"。术中快速冰冻切片病理检查结果为"恶性肿瘤"，遂加行"左乳癌改良根治术"。术后患者痊愈出院，出院诊断为"左乳侵袭性颗粒肌母细胞瘤"。

患者以"病理误诊导致误治"为由依法申请医疗事故技术鉴定。颗粒细胞瘤（granular cell tumor）是罕见的软组织肿瘤，国外文献中报道的仅有数百例。其中的"恶性颗粒细胞瘤"（malignant granular cell tumor，MGCT）更是极为罕见，部分病例在组织形态学上与良性的颗粒细胞瘤（benign granular cell tumor，BGCT）非常相似，常给诊断及鉴别诊断带来困难。截止 1996 年世界上仅报道了 36 例，且多为个例报道。国内外权威专家论述其生物学行为属来源未明、良恶性质难以准确界定的少数肿瘤之一，目前病理界难以在显微水平认定，且临床良恶性生物学行为与形态良恶性诊断难以吻合。该病例 15 张切片（含快速片两张）镜下表现为：瘤细胞可见少量核仁，有轻度异型。有少量梭形瘤细胞无核分裂。腋窝淋巴结 12 枚未见转移，乳头未见肿瘤侵犯。鉴定诊断意见为"左乳腺颗粒（肌母）细胞瘤"。鉴定分析论述指出，该医院对该患者的病理诊断存在一定的偏差，但"颗粒细胞瘤"是一种极为罕见的病变，目前在国内外学术领域对其生物学良、恶性行为均未能完全界定，现在的病理诊断学认知水平难以企及对此肿瘤予以快速精确认定的要求。就国内外目前对此病变的研究进展、纠纷发生地的临床诊疗水平，以及快速冰冻切片检查术的局限性等因素综合考量，给当事医生设定快速诊断时以光镜水平立即精确区分 MGCT 和 BGCT 的注意义务，缺乏"可履行性"，几乎没有人能够尽到这样的注意义务，显然是不切实际的。该院的快速冰冻切片检查报告"恶性肿瘤"及出院诊断"左乳侵袭性颗粒肌母细胞瘤"，其本身含义为"首先，未肯定为乳腺腺癌；其次，难以排除低度恶性的可能"。因此，鉴定认为，当事医生履行了能够履行并且应该履行的注意义务，符合"考虑了行业和职业特点所确定的'中等偏上的标准'"的行为人的行为准则，故该诊断虽有一定的偏差，但既不能认定为"医疗事故构成要件"意义上的"过失"，也不能认定为"医疗损害责任构成要件"意义上的"过失"，当然也就不构成医疗事故，也不产生医疗损害责任。承审法院据此鉴定意见裁定"驳回原告诉讼请求"。

第二节　　紧急救治与知情同意权之间的矛盾

一、保护性医疗措施和知情同意

保护性医疗作为我国临床实践中长期存在的医疗措施，在维护患者身心稳定、保证患者以积极心态配合治疗等方面发挥了重要作用。但近年来，保护性医疗开始受到越来越多的质疑，甚至成为引起医患纠纷的潜在因素。对保护性医疗进行研究并提出适用对策，将有利于医患双方利益和维护医患关系的和谐，有利于我国卫生事业的健康发展。当前，我国法律并没有明确的保护性医疗的定义。一般认为，保护性医疗是指医疗机构及其医务人员为保护患者健康利益，在某些特定情况下，采取对患者隐瞒病情真相或其他相关措施，以避免对患者形成不良身心刺激，从而妨碍治疗效果的医疗措施。临床工作中，保护性医疗往往是医务人员对重症患者刻意隐瞒或部分隐瞒关于病情、预后及治疗风险的相关信息，以防止患者出现不安、悲观、自暴自弃等不良身心状态而影响治疗。保护性医疗在我国由来已久并被普遍认可，在国外大多数国家也是通行做法。长期以来，我国临床上对患有"不治之症"且预后不良的疾病、危重疾病和需要做大手术的患者，医生普遍从轻告知或保密并要求家属配合。法律保护患者的知情同意权，知情并同意是患者行使自主权的一种形式，知情不同意也是患者自主权的行使，患者知情不同意的决定应受到尊重。患方的不同意决定可能危及患者的生命健康，可能侵犯他人或者自己的权利。病情危急时的不同意决定更会让医方面临艰难选择，是尊重患方的不同意决定而对其疾病不做医疗处理，还是出于对生命健康的考虑而违背其不同意决定进行医疗处理？在患者的代理人做出明显违背患者利益的不同意决定时应如何处理？在患者本人的不同意决定不利于其生命健康时，能否根据其代理人或近亲属的意见进行违背患者意思的医疗处理？这些问题均需作进一步探讨。

二、知情不同意的处置

（一）知情不同意是患者行使知情同意权的一种表现

《中华人民共和国侵权责任法》等法律、法规对医务人员的告知义务、告知范围、告知对象、告知方式进行了明确规定，并对未尽告知义务造成患者损害应承担侵权赔偿的法律责任进行了规定。法律对医务人员告知义务的规定也是对患者知情同意权的规定。知情同意权是在医务人员充分告知和患者知情的基础上，患者在自由意志支配下进行选择的权利，是患者在知情的基础上做出是否同意决定的动态过程，"同意"不是唯一的结果，其结果也可能是"不同意"。知情不同意是患者或者其代理人不同意医方对疾病的诊断、治疗而做出的对诊疗方案或措施的否定意见，是患者行使知情同意权的一种结果，是患者行使自主权的一种表现。尊重患者知情不同意的决定也是保护患者知情同意权的应有之意，法律也保护患者的知情不同意。

（二）患者知情不同意的种类

有学者以不同意的原因为标准将知情不同意分为：由于个人原因拒绝治疗、对知情同意书的作用认识有误、对知情同意书内容的认知障碍、医患关系紧张，对医院不信任造成的知情不同意。也有学者将知情不同意分为：因患者及其家属对医生的不信任和患者文化水平及知识结构影响导致的患者对知情同意书作用的错误认识，医患沟通不够，医生告知方式欠妥，签署知情同意书前后缺乏人文关怀，由于医疗费用、医疗制度的问题等原因引起的知情不同意。一般来说，根据知情不同意发生的背景可将其分为非紧急情况下的知情不同意和紧急情况下的知情不同意。根据做出不同意表示的主体不同也可以将知情不同意分为患者本人的不同意和患者近亲属等代理人的不同意。

（三）医方对知情不同意的处置

医方面对患者的不同意应当如何处理？是遵照患方意思不对其做相应诊断治疗，还是违背患方意思，按照医方的医学判断，从保护患者生命健康的角度出发对患者进行相应的诊断治疗？如果遵照患方意见不进行相应的治疗，而患者出现重大危险情形，对此能否要求医方承担法律责任？如果不遵照患方意见，医方按照自己的判断对患者进行相应诊断治疗，而在治疗过程中出现了患者不希望的结果，并就此发生纠纷，应否要求医方承担法律责任？

1. 非紧急情况下知情不同意的医学处置　如果患方的不同意发生在非紧急情况下，医方可以与患方沟通，分析不同意的原因。对于非诊疗方案导致的不同意，可以通过加强医患沟通，争取配合以达到为患者诊疗的目的。对于确属诊疗方案有待改进或者有更好的替代诊疗方案的，医方应当认真听取患方意见，改进诊疗方案或者采取替代方案。如果没有条件实施更好的治疗，也应当告诉患方，让其选择是否转到其他医院。对于非紧急情况下的不同意，在充分沟通交流的基础上应当尊重患者的决定。任何人都应当对自己的决定负责，此种情形下，如果患者出现危险情形，不应要求医务人员承担法律责任。

2. 紧急情况下知情不同意的医学处置　对于急危患者，抢救机会稍纵即逝，患者的知情同意权与其生命健康权之间可能存在冲突。在患者病情危急时，医方与患方沟通的时间非常有限，他们是否有权不顾患方的不同意而出于对患者生命健康的考虑直接实施相应诊疗？针对这种情况，可采用以下处置方法。

（1）患者本人不同意的医疗处置：一般情况下，医务人员应当尊重患者本人的不同意决定，除非其权利的行使可能危及他人或者公共利益。但是，当患者的不同意决定可能危及其生命时，医务人员会面临艰难选择。因为任何医疗活动尤其是手术行为都具有一定的风险，可能出现患者一方无法预测的结果，有利结果的出现是偶然的和随机的。如果在出现不利结果的情形下，哪怕是该后果与医务人员的医疗行为没有太大关系，患方也可能以医务人员没有尊重患者的不同意而造成了损害，要求医务人员承担法律责任。在法治社会建设的过程中，不能让医务人员冒着法律制裁的风险进行工作，"再次遇到此类情况时不能让医生总是在违法的情境下治病救人"。紧急情况下面对患者的不同意如何操作，医务人员能否不顾患者的不同意而根据家属的意见或根据一般医学判断去为患者实施医疗活动？如果赋予医务人员这种权利，权利的行使条件和程序应当如何？还有待法律有明确规定或指引，不能让医务人员站在救命的紧急关头不能作为、不敢作为，或者让他们冒着被追究法律责任的风险去实施医疗行为。

（2）医方对非患者本人知情不同意的医学处置：虽然知情同意权的主体是患者本人，但具体行使知情同意权的不一定都是患者本人，也可能是患者的近亲属或其他代理人。医务人员对非患者本人在危急情况下的不同意决定更应小心处置。患者的近亲属或其他代理人的意思表示不一定能够真实代表患者本人的意思，甚至可能违背患者的意思，亦可能侵犯到患者的生命健康。如北京的李丽云案中，李丽云的"丈夫"——她现场委托的代理人坚决不同意医务人员对患者实施剖宫产手术，后来出现母子双亡的悲剧，包括医务人员在内的许多人对没有得到救治的生命表示惋惜。为什么医务人员没有为患者实施手术？他们已采取了各种办法试图获得患方的同意：请求 110 紧急调查该孕妇的户籍，试图联系上产妇的其他家人；上报请示北京市卫生系统的各级领导，甚至请来精神科主任为其确认精神是否正常。但是鉴于法律规定手术需要患方签署知情同意书，才没有为患者实施手术，他们并非不愿为，而是不敢为。从法律上社会无法责难医务人员，因为人们不能要求他们违法，他们面对攸关的生命而固守于法律的无奈，也需要被理解。在非患者本人行使知情同意权的情况下，医务人员应否尊重代理人所做的不同意决定？在代理人的意思明显可能侵犯患者权益时应当如何处理？《〈中华人民共和国侵权责任法〉条文理解与适用》解释该条指出"在患者、医疗机构和患者的近亲属三角关系之间，不能过高地设定患者近亲属的主体地位和决定权，如果不能取得患者的意见，只能取得其近亲属的意见，医疗机构如何采取紧急救治措施应有一定的判断余地，在患者近亲属的意见明显地损害患者利益时，医疗机构应当拒绝接受患者近亲属意见"，法律层面表达了赋予医务人员在特殊情况下有自由裁量权，可以对患者进行紧急救治。

（3）医方应对急危患者进行紧急救治：紧急情况下，患者的知情同意权应当让位于患者的生命健康权。首先，保护患者知情同意权的初衷是为了更好地保护患者的生命健康权，作为以救死扶伤为天职的医务人员在医疗活动中始终应当坚持生命权至上，坚持保护知情同意权以维护生命的初衷。其次，可以把知情同意权理解为患者的程序性权利，是患者的自我决定权。知情同意权除了作为程序性权利的独立价值外，同时具有保护患者的生命健康等实体权利的工具价值。保护患者的知情同意权并非仅仅为了保护其自我决定的权利，让患者自我决定的目的并非仅仅为了体现对患者自我决定能力的尊重或肯定，决定的内容或结果直接关系到患者的实质权利。因此，在紧急情况下，面对患方的知情不同意，应当坚持生命健康第一的观念，赋予医务人员自由裁量权，让医务人员能够进行紧急救治。有观点认为紧急救治是医务人员的义务，因为被奉为医德经典的希波克拉底誓言要求医师"尽一切之努力，处处为患者利益着想，解除患者的病痛与危害"，显然实施医疗救治是医德对医疗机构及其医务人员的义务要求。这种"义务说"可以防止个别医疗机构或者医务人员对需要紧急救治的患者以其"没钱"等理由而不予救治，有利于保护患者的利益。

　　医生在对患者实施手术等医疗行为时，首先应针对患者病情欲采取的医疗处置方案可能存在的风险及其考虑采取的措施等向患者作出详细的说明，并在此基础上得到患者的同意。紧急医疗权明确了医生的治疗特权问题，即患者意识不清或因其他理由不能表明意愿的场合，应该尽可能地获得法定代理人的同意。当没有法定代理人且对患者的医学侵袭为紧急、必要的场合，推定为患者作出同意。当患者的自主权阻碍医方合理的医疗行动时，"医师有义务基于法律或者其他惯例提出异议，如在危急时则以患者的最佳利益为原则从事医疗行为……在法律授权或者是符合医疗伦理时可以采取违反患者意愿的诊断处置或是治疗"。在医患双方信息不对称、患者自主判断出现错误的情况下，本着患者利益最大化原则，医生应当有权纠正患者做出的不利于合理医疗的决定，干预患者的知情同意权。知情同意书保障的是患者的知情同意权利，同时也保障医生在知情同意基础上的医疗行为的无过错，但却无法保护患者的生命利益。在古希腊时期，希波克拉底主张的是为保证医疗的独立性而阻止患者了解病情的控制医疗模式，要求患者在不知情而同意的状态下实施医疗。此模式下的医患关系延续了2000多年。在当时科学文化不发达的时代，医患关系是信任与依赖的关系，以医方所奉行的生命神圣观和职业神圣观为信任基础，这一点可以在《希波克拉底誓言》中看到。当代《新世纪医师宣言》也强调"信任是医患关系的核心，而利他主义是这种信任的基础"。在北京打工的肖志军带着怀孕9个多月的李丽云到北京朝阳医院（西区）诊治感冒。医生检查发现，孕妇已经全身水肿，有生命危险，必须实施剖宫产。鉴于孕妇昏迷，便让肖志军签字同意进行手术，而肖志军始终以他们是来"治感冒"为由，拒绝签字。医院一方面请公安部门紧急调查该孕妇的户籍，试图联系上她的其他家人；另一方面则上报北京市卫生局的领导，得到的指示为如果家属不签字，不得进行手术。在抢救3个小时后，李丽云和腹中的孩子双双身亡。李丽云的父母将朝阳医院告上法庭，而朝阳法院则驳回了原告的全部诉讼请求，但考虑到朝阳医院愿意给予李丽云家属一定的经济帮助，法院最终判决朝阳医院向原告支付人民币10万元。这一案例不能说明法律对患者自主权的支持都是合理的。此案中"一尸两命"的严重后果是医院不得不履行约定义务造成的。医生的诊疗权是全社会所赋予并受法律保护的，因为医疗是关乎生命健康的特殊性行业，其科学性和严肃性形成了专业上的权威性，要求有职业行动上不受指使与干扰的自主性。患方滥用权利的行为既否定了医生的权威性，也妨碍了医疗职业的独立性。案例揭示出，当患者因出于利益需要而主张的自主权与医生因医学义务行使的自主权产生冲突时，法律应支持前者。在案例中，医方虽然形式上充分尊重了患方的权利，但在回避侵权责任的同时却违反了医疗道德。

（四）保护性医疗原则的坚持

医务人员的日常医疗行为均涉及保护性医疗原则，常听有的医生在查房时对身患重症的患者说"你的病情只需做个小手术，很快就可康复"、"穿刺时有一点痛，但很安全，忍一忍就过去了"等。而实际上，手术可能有很大风险，穿刺也可能出现意外或并发症（这些情况可在与家属谈话时交代清楚），但医务人员正是本着保护性医疗原则，虽然对患者说了一些不实事求是的话，没有如实告知，但却能使患者消除紧张心理，树立战胜疾病的信心和勇气，对医疗工作有利。反之，如果按新的规范要求如实向患者告知，必将给患者带来恐惧、悲观等消极影响，造成较大的精神压力，不利于医疗工作的开展。所以，按新的规范在实施患者知情同意权和保护性医疗措施之间确实存在不可避免的矛盾。在当前医患关系比较复杂的形势下，正确处理两者之间的关系，不仅关系到患者的基本权利，也有利于维护医疗机构及医务人员自身的合法权益。

1. 实施患方知情同意权——变患者知情同意为患方知情同意　医疗过程是一个特殊的服务过程，医务人员在医疗服务过程中，不仅要为患者服务，更多地还要接待患者家属，患者和家属均是医务人员的服务对象。因此，在医疗过程中，患者和家属应该被视为一个整体——患方，医患关系实际上就是医方和患方的关系，医方在提供医疗服务的过程中，应加强与患方（患者及其家属）的交流和沟通，使患方产生信任感，能更积极地配合治疗。医方应尊重患方的知情同意权，而不单单是患者一方或家属一方的知情同意权，通过与患方的交流，将病情、医疗措施、医疗风险等告知患方。告知的内容可因人而异，对患者本人实行有限告知。有限告知的程度限于不影响患者的治疗效果，符合保护性医疗原则，避免产生消极负面影响。而对患者家属，医务人员则可详尽告知，包括疾病的预后、医疗检查和治疗的风险性，可能出现的意外及并发症等。患者和家属均应对所告知的内容签署意见——即患方（患者和家属）双签字制。事实上，在实际医疗过程中，单纯实施患者知情同意权也是不现实的，在我国这样一个注重传统和亲情的国家，家属在医疗过程中往往承担着主要的责任和义务，如果家属对医疗行为不知情、不理解、不配合，有时即使患者本人同意，医疗过程也将受到很大影响，甚至还会引发医疗纠纷。因此，在实施知情同意权的过程中，变患者知情同意为患方知情同意，既不违背新的《医疗事故处理条例》和《医疗机构从业人员行为规范》精神，又较好地坚持了保护性医疗原则，有利于医疗工作的开展，可较好地避免医疗纠纷的发生。

2. 实施知情同意权的转让——授权委托家属或代理人行使知情同意权　患者将自己在医疗过程中享有的知情同意权以书面授权的方式委托给患者家属或代理人，由被委托人全面代理行使权力。医务人员可将患者在医疗过程中可能存在的风险、病情的预后、治疗的方案等如实告知被委托人，并直接由被委托人签署同意书。这种授权委托方法有以下优点：一是充分利用法律手段，可以有效地解决患者的知情同意权与保护性医疗原则之间的矛盾，有利于保护性医疗措施的实施；二是尊重患者的知情同意权，维护患者的正当利益；三是医务人员依法行医，有利于保护其自身权益；四是符合《医疗事故处理条例》和《医疗机构从业人员行为规范》要求。目前国内许多地方均制订了符合法律要求的委托书范本，并组织实施。从初步实施的情况来看，确实有效地处理了患者知情同意权和保护性医疗之间的关系，简便易行，医患双方均乐于接受。但此方法也存在不容忽视的问题，医务人员在具体实施过程中，往往简单地直接引导患者将知情同意权授权给家属或代理人，而缺少甚至放弃了与患者本人应有的沟通与交流，虽然从表面上看患者的权利得到了尊重，从法律角度看其程序也完全合理合法，但实际上患者对医疗过程知之甚少甚至一无所知，授权委托成了一种形式"走过场"，导致患者事实上放弃了自己应享有的知情同意权利，这与《医疗事故处理条例》和《医疗机构从业人员行为规范》的初衷是不相符的，应引起卫生行政管理部门和临床医务人员的高度重视。

在医学上，人道主义产生于人类最基本的生存需要和医学的根本职责，以患者利益为中心的医德原则在任何时代和社会都应成为医学人道主义的基本内容和要求，在生命神圣观和义务论基础上应不分宗教、国籍、种族、阶级、政党、贫富等，普遍、平等地对待一切患者的生命。在这种观念的引导下，人类的一切活动、行为及其规范都将在这个范畴内进行。特殊干预权与知情同意权在使用过程中是否合理、合法，要以是否符合人道主义原则来判断，据此也可以对医患双方权利的滥用进行有效限制。这种方式不仅需要法律上的支持，还需要确立第三方负责机制来支持。医疗事业在宪法中被确定为国家义务，国家应该对此进行相关的立法及制度保障。

第三节　对患者个人权利的保护和限制

对于普通患者，医生会提出对其人身一定限制的、但有利于治疗的建议，如卧床休息、避免剧烈运动、不宜进食、戒烟戒酒等。而对重症急性呼吸综合征（非典）患者，会强行限制其一定人身自由。这种隔离虽然是一种人身自由限制，但绝不是对患者的歧视。普通患者可因医方的技术、设备不适等原因而要求转诊（包括转医生、转科室、转医院），亦可因为经济情况、不信任等原因而要求转诊（出于此种原因，医方一般没有转诊义务，患者往往是自动出院）。隐私权是患者享有的一种人身权利，普通患者要求医方保护其隐私。因其所患疾病也属于隐私范围，故医方未经患者同意不得向他人泄露患者病情。但非典类烈性传染病除外，即使其不愿他人知道其病情，医生也有职责报告有关部门。

一、患者隐私权之界定

（一）患者隐私权之定义

患者隐私权是指法律赋予患者在接受医疗服务时享有的要求医疗机构及其医务工作者对合法掌握的涉及患者个人的各种秘密不得擅自泄露，并排斥医疗机构及其医务工作者非法侵犯的权利，如身体的隐蔽部位、某些疾病、病史、生理缺陷等。由于患者隐私权是相对于医务工作者义务的一种权利，其他人对患者上述隐私权的侵犯与医务工作者对上述权利的侵犯存在明显的区别。因此，泄露患者隐私与侵犯患者身体隐秘部位的责任形式就有所不同。隐私权本身不是一种完全绝对的权利，不是只要是外来的侵犯就都构成侵犯患者隐私权。而事实上，即便患者死后，医疗机构及其医务工作者也不得擅自泄露患者隐私。隐私权是患者享有的众多权利中的一项非常重要的人格权。患者在医疗过程中应避免身体特殊部位不当暴露或被触摸，是避免医务工作者将其在医疗过程中所掌握和知悉的信息不当泄露的一种权利。

（二）患者隐私权的性质和特征

患者隐私权是相对于医务工作者义务的一种权利。权利义务主体为患者和医疗机构及其医务工作者。

1. 患者隐私权易受侵犯性　在疾病的医疗过程中，医务工作者提供的是一种与患者的生命、健康密切相关的医疗服务，这就决定了他们在医疗过程中很容易了解患者的隐私，也容易侵害患者的隐私。

（1）患者身体隐秘部位：常见在医疗实践中，个别医务工作者过失或因缺乏必要的道德素质与职业操守，假借身体检查之名或通过故意夸大病情、编造其他不利等理由胁迫患者，直接窥视或接触患者尤其是异性患者身体隐秘部位，或者在教学医院中未经患者同意而不当暴露、接触患者隐秘部位的情形，如医生未经患者同意让实习学生观摩等。

（2）在医疗过程中医务工作者所知悉的信息：医生通过问诊和患者的自我陈述，可知悉患者的个人生活习惯、既往病史、家族史等情况；医生通过对患者进行体检，可接触和发现患者身体的敏感部位及其生理病理状态、身体缺陷；医生对患者的血液、组织和器官进行检查，可能发现某些隐私。医务工作者在医疗过程中所知悉的信息的不当泄露是侵害患者隐私权的行为，如医院为宣传直接公开患者的照片、病情和病史，或者医务工作者在本职工作之外的场所有意或无意地把患者的隐私当作茶余饭后的话题等。

（3）患者隐私权保护内容和期限的特定性：对患者隐私权的保护内容主要包括患者身体隐秘部位和在医疗过程中医务工作者所知悉、掌握的信息。对患者身体隐秘部位的不当暴露和触摸一般是在医疗行为过程中发生的。对患者身体隐秘部位的不当暴露和触摸行为不但对患者隐私权造成了侵害，而且故意暴露和触摸等行为还可能表现为对妇女性的自主决定意志的侵犯，应由刑法进行规制。在医疗过程中所知悉、掌握的信息即使在医疗行为结束甚至患者死亡后医疗机构及其医务工作者也不得随意泄露。

（4）患者隐私权保护的相对性：在社会紧急状况威胁到国家生存的情况下，可以对隐私权在一定期限内加以限制；当个人隐私权与公共利益发生冲突时，往往优先保护公共利益；为了满足公众或第三人的合法知情权而限制个人隐私权，等等。除此之外，患者隐私权也要受到生命健康权、医务工作者的知情权等的限制。

2. 患者隐私权保护中权利冲突的主要表现　患者隐私权在行使过程中与其他正当、合法权利产生冲突有多种表现，比较典型的冲突包括医疗知情权与患者隐私权的冲突、他人权益与患者隐私权的矛盾、教学权与患者隐私权的冲突及患者隐私权与社会公共利益的冲突等。

二、医生知情权与患者隐私权保护的冲突

医务工作者的知情权是指在医疗活动中医务工作者出于治疗患者的需要而享有了解、知悉患者一定个人信息和全部病情的权利，如病因、身体现状、生活习惯、有无不良行为、有无既往病史等。一般认为，医生具有医疗权，而患者具有接受医学检查和配合医疗的义务。换而言之，患者已默示同意医务工作者对其个人隐私可以合理地知悉。事实上，疾病的医疗活动本身就是建立在对患者的隐私进行了解基础之上的，患者的姓名、血型、发病症状、身体各部位的特征也无一不是患者的隐私。

三、他人利益与患者隐私权保护的冲突

患者隐私权保护引发的权利冲突之一是他人被保护的利益与患者隐私权保护直接的冲突。如某患者就诊时，经医生化验检查诊断为淋病，按照《中华人民共和国传染病防治法》的要求，医生应将该病例作为二级传染病病例及时报告当地疾病控制中心，同时也应告知其家属。但是患者以维护隐私权和声誉为由，强烈要求医生保守秘密，不允许将病例上报，同时又以维护家庭和睦为由，要求医生对其家属保密。淋病是传染性较强的疾病，极易传染给其性伴侣。从维护其性伴侣健康出发，应对其性伴侣陈述病情并进行及时必要的检查、预防、治疗，而这又与患者要求保密相冲突。在这种既与社会公共利益相关，又涉及他人利益的情况下，基于他人利益的考虑，在寻求患者同意未果的情况下，医务工作者可以向

适当的人员或者官方机构透露患者的秘密。详而言之，这通常表现为以下几种情形：一是配偶或准配偶一方患有严重性病的，如在婚前检查中发现一方患有艾滋病；二是患者有严重的自残或伤害他人的倾向；三是在刑事案件中作为证据加以披露。

四、公共利益与患者隐私权保护的冲突

在传染病防治与控制中，患者个人的自主权常常会受到国家的强制干预。国家基于保护公众健康的积极义务，即使在威胁不确定的情况下，也可为此目标而实施干预，维护整个社会成员的健康和安全。此时，医患双方的权利冲突也就演变为公共的健康利益与个人的隐私利益之间的冲突。此外，医疗机构的教学权与患者隐私权保护同样存在矛盾。例如，某未婚女患者诉某大学医学院第一附属医院和医生精神损害赔偿一案就较典型。该患者在某大学医学院第一附属医院做人工流产手术，当其躺在床上准备接受检查时，医生却突然叫进20多名见习医生。该患者羞愧难耐，要求见习医生回避，医生却告知"没有关系"，并让她继续接受检查。该医生以女患者为"标本"，现场讲解某些部位名称、症状等，整个过程持续了好几分钟。患者因此诉至法院要求赔偿并胜诉。这是我国首例医院将患者作为教学对象而被提起诉讼，要求给予精神损害赔偿的案例。从我国的国情和医学教育模式来看，为推动医学科学的发展和培养医学人才的需要，教学实习不得不通过临床示范教学的方式来完成医学教学任务，临床医学教学因此也就具有社会公益性。在医疗过程中，每个个体对隐私权有不同的价值判断。患者强调自己的隐私权，强调自己的尊严和人格，而在医生的眼中，患者只是生病的人，人的病变部位对医生是可以公开的，医疗机构不同于公共场所。这也可以说是因知识结构、职业身份的不同而产生的价值冲突。

五、国内外对患者隐私权保护冲突的协调

（一）外国对患者隐私权保护冲突的处理措施

许多国家对患者隐私权的保护都体现在本国保护患者权利的法律或相关卫生政策中，但这些国家对患者隐私权的保护仅将保护内容规定为疾病信息、健康信息等，或者没有对患者隐私权做明确的界定。当医务工作者的知情权与患者的隐私权发生冲突时，世界各国比较通行的做法是征得患者同意，并规定了一整套的操作规则。

征得患者同意必须基于患者真实的意思表示。实践中患者迫于压力而同意的情况不在少数，如在教学医院中若由患者的主治医生提出是否同意实习、见习医

生观摩则患者很难拒绝，但事实上并非患者本人真实的同意表示。为保证同意为患者本人真实表示，医务工作者必须向患者充分提供患者做决定时需要了解的医学信息，并且应保证这些医学信息达到一定标准。同意必须以一定的形式做出方具有法律效力，一般而言，同意分为默示的同意和明示的同意两种。明示的同意须做出书面的同意，以备后来查证之需，一般比较容易判断其是否达到标准。对于默示的同意，有时候则很难判断。通常患者到医院挂号就诊，应视为已经默示同意与医疗有直接联系的医务工作者对其个人隐私可以合理察知。但是，仅此还远远不够。针对默示的同意，法律应规定做出同意的对象及内容。默示同意的对象是与医疗有"直接联系的医务工作者"，包括患者的主治医生、为确定疑难杂症而进行会诊的专家、检验人员、实施医疗措施的护士、药剂师等。以上这些人员的判断标准是与医疗活动有关，对疾病的治愈有利害关系，若将之排除在外便不能保证医疗工作安全、有效进行的人。医院的其他工作人员，如护工、行政管理人员均不在此范围之内。默示同意的内容限于与医疗活动有关的既往史、现病史、医疗情况、体检及化验检验结果等。同意内容的判断标准是，是否合乎疾病医疗之目的。患者到医院就诊，其目的无非就是治愈疾病，为此目的而为的医疗业务行为或者信息披露行为，一般不被认为是侵犯隐私权的行为。超越该界限的行为，应征得患者明示同意，如教学医院产科医生在人工流产手术过程中对照患者身体特殊部位对实习、见习医生讲解人体早孕的症状、体征的行为就不是基于实现医疗目的的行为，应征得患者明示的同意，否则，应视为侵犯患者隐私权。显然，默示同意内容的判断标准正是从反面指出了明示同意的内容。对于无同意能力之儿童、心智减弱之成年人、精神病患者及意识丧失之人，其同意的做出由其亲属代理具有一定的必要性与可行性。但是，实践中可能存在患者的亲属当时并不在场，或者虽然在场但对于某行为是否会侵犯患者本人隐私权不能判定的情况，这显然对患者隐私权的保护不利。在缺乏患者同意的情况下，医生应尽最大限度的注意义务。若医生因疏忽导致患者隐私权受到侵害的，则患者亲属的同意不能作为免责理由。

（二）我国对患者隐私权保护冲突的协调现状

我国虽然在患者隐私权的保护上起步较晚，但未经患者同意而侵犯患者隐私权的情况通常都由法律做出规定。《艾滋病防治条例》第 38 条规定："艾滋病病毒感染者和艾滋病病人应当履行下列义务：（一）接受疾病预防控制机构或者出入境检验检疫机构的流行病学调查和指导；（二）将感染或者发病的事实及时告知与其有性关系者；（三）就医时，将感染或者发病的事实如实告知接诊医生……"，医生将患者患病事实告知与之有性关系者也是违法的。电子病历在保存的过程中遇到的泄露风险较大，因此应加强技术方面的防护，保证不被盗取。在解决医务工作者的知情权与患者的隐私权保护冲突方面，虽然患者的同意是解决冲突的良方，但同意制度在我国实施起来却面临着极大的困难。这是因为中国的文化传统决定了家庭在决定医疗方案时具有至关重要的影响力。与西方国家相比，我国的这种传统有如下特征：①在西方文化背景下医疗决策的最终决策人是患者自己，而在东方文化中，权威决定者是家庭；②西方自主原则所提倡的是患者自己主观感受的益处，而东方则是讲究客观的益处；③西方自主原则所支持的主要价值观是个人的独立，而东方文化则主张和谐的依赖关系。需要指出的是，隐私权是关乎个人羞耻心的问题，其家属并无身临其境之感，无法准确判断患者本人之隐私是否受到侵害及受侵害的程度。因此，在处理教学权与患者隐私权相冲突时，应转变观念，不能将患者作为活的"标本"，而应尊重患者的人格权。在教学实践中，患者是合作者或协作者，必须尊重其意志，取得其同意。医学教学实践在具体方法上，首先应利用现代科技手段，必须要以活体人实习时，必须征得患者同意。另外，还可以通过征集志愿者的方式进行，标准化患者就是一种很好的办法。患者隐私权的保护在我国只是刚刚起步，人们权利意识的觉醒意味着可能出现更多的隐私权保护纠纷。

六、医患权利限制的基本类型

（一）自愿限制

患者在就诊过程中，由于自身未受过医学专业的训练，缺乏相应的医学知识，无法全面了解自己所患疾病的病因，而医师可以通过自身的医学知识、受过的专业训练和积累的临床经验，通过检查患者症状、体征及检验结果做出有效诊断，并提出恰当治疗方案。因此，患者的身体自主权在一定程度上受到限制。在实际诊疗过程中，很少有患者对医师的诊疗方案提出怀疑或反对。事实上，涉及复杂技术干预的所有医患关系都可能存在自愿限制，即使患者本人就是医师，也必须如此。这种自愿限制，使医师在诊疗过程中得以自主行使权利，专注治疗方案，进而保障其取得预期医疗效果。

（二）强制限制

患者的权利基于法律的规定或医学技术规范的要求应受到必要限制。以对病历资料的复印复制权为例，医疗机构及其医务人员应当按照规定填写并妥善保管住院病历、医嘱单、检验报告、手术及麻醉记录、病理资料、护理记录、医疗费用等病历资料。患者要求查阅、复制前款规定的病历资料的，医疗机构应当提供。《医疗事故处理条例》第 10 条规定了患者对客观性病历如"门诊病历、住院志、体温单、医嘱单、化验单（检验报告）、医学影像检查资料、特殊检查同意书、手术同意书、手术及麻醉记录单、病理资料、护理记录"的复印复制权利；但第 16 条又限制了患者对主观性病历如"死亡病例讨论记录、疑难病例讨论记录、上级医师查房记录、会诊意见、病程记录"的复印复制权利。又如，以对患者隐私权的规定为例，《中华人民共和国侵权责任法》第 62 条规定：医疗机构及其医务人员应当对患者的隐私保密。泄露患者隐私或者未经患者同意公开其病历资料，造成患者损害的，应当承担侵权责任。《医疗机构病历管理规定》第 6 条第 2 款规定，"因科研、教学需要查阅病历的，需经患者就诊的医疗机构有关部门同意后查阅。阅后应当立即归还。不得泄露患者隐私"。《艾滋病防治条例》第 39 条第 2 款规定，"未经本人或者其监护人同意，任何单位或者个人不得公开艾滋病病毒感染者、艾滋病病人及其家属的姓名、住址、工作单位、肖像、病史资料以及其他可能推断出其具体身份的信息"。除此之外，手术同意书等文书对患者权利的限制，并不意味着患者权利的丧失，而是基于患者和医疗工作的特殊性做出的限制，而且这种限制必须由法律、法规及相关技术规范明确规定。

（三）绝对限制

绝对限制是紧急情况下对权利进行限制。一种是国家进入卫生紧急状态，对患者采取的强制住院、强制观察、强制治疗措施、限制出院等。如《中华人民共和国传染病防治法》第 39 条规定：医疗机构对甲类传染病病人、病原携带者，有强制隔离治疗权；对疑似患者，确诊前在指定场所单独隔离治疗；对医疗机构内的患者、病原携带者、疑似患者的密切接触者，在指定场所进行医学观察和采取其他必要的预防措施。该条还规定，对拒绝隔离治疗或者隔离期未满擅自脱离隔离治疗的，医疗机构可以请求公安机关协助医疗机构采取强制隔离治疗措施。《中华人民共和国传染病防治法》第 4 条规定：对乙类传染病中传染性非典型肺炎、炭疽中的肺炭疽和人感染高致病性禽流感，采取本法所称甲类传染病的预防、控制措施。《执业医师法》第 28 条授予了医疗机构和医务人员有对突发性公共卫生事件和对突发重大伤亡事故及其他严重威胁人民生命健康的紧急情况时的紧急处置权。另一种是个体遇紧急情况的权利限制。正常情况下，医患双方权利是平等的，但在面临抢救和保护患者生命健康的紧急情况下，法律允许医师实施紧急救治。《中华人民共和国侵权责任法》第 56 条规定：因抢救生命垂危的患者等紧急情况，不能取得患者或者其近亲属意见的，经医疗机构负责人或者授权的负责人批准，可以立即实施相应的医疗措施。《中华人民共和国执业医师法》第 24 条规定，"对急危患者，医师应当采取紧急措施及时进行诊治；不得拒绝急救处置"。跟其他权利比较，社会公共卫生安全、个体的生命权、健康权等权利更为重要。

七、医患权利限制的解决规则

对医患权利的限制，其根本目的在于保护医疗活动的正常进行，保护患者的生命健康。但结果可能会出现与患者的主观愿望和价值评判不相一致的情况。所以，对医患权利的限制应当遵循一定的规范。

（一）正当性规则

正当性规则即权利限制应有明确的法律依据。法律确认权利有两种基本方式，对权利进行保护性规定和限制性规定。权利一旦被法律确认之后，它就由一般的道德权利转化为法律权利。法定权利，只能由法律进行限制，其他任何形式的限制都是非正当的，都会导致权利的贬损。而这正是当前医患冲突的关键。医患权利常常因医疗行为的种种制约而得不到有效行使，如患者隐私权、知情同意权、医方的诊疗权、紧急处置权等得不到有效的规范，这使得法律赋予患者的权利受到不正当限制。

（二）合理性规则

医患权利冲突发生在平等主体之间，一般情况下并不存在一方权利高于另一方权利或一种权利高于另一种权利的说法，当然也不能以牺牲其他权利为代价。平等主体间的权利行使，应以不损害其他权利为前提，一是不能剥夺对方权利。如果权利因限制而被剥夺，那么受限制的权利实际上已经演变成义务或责任。如《医学教育临床实践管理暂行规定》对实习医师诊疗权的限制，并不是剥夺其权利。实习医师加强与患者的沟通，在取得患者的信任和同意的前提下，仍然可以行使诊疗权。二是对权利的限制应当不妨碍正当权利的实现。限制权利不是阻止权利的实现，只是确定权利行使的合法边界。这就要求限制权利的条件应当合理。如果限制权利的条件太苛刻，就增加了权利实现的难度，权利的空间就会被不断削弱变小。

八、目前存在的问题

医患冲突可以通过对权利的限制有效解决一些界定不明的权利无限扩张的问题。但权利的限制必须是针对法定权利。目前，我国关于医疗卫生的各项法律规范在数量上已然不少，但内部结构分布不平衡，没有形成上下有序、内容全面、形式完整统一的医疗卫生法律法规体系。涉及医患权利的相关卫生法律、法规、规章的规定更是问题重重。最突出的问题体现在以下两个方面。

（一）规定含混不清，可操作性差

《中华人民共和国执业医师法》第 26 条规定，"医师应当如实向患者或者其家属介绍病情，但应注意避免对患者产生不利后果"。《医疗事故处理条例》第 11 条规定，"在医疗活动中，医疗机构及其医务人员应当将患者的病情、医疗措施、医疗风险等如实告知患者，及时解答其咨询；但是，应当避免对患者产生不利后果"。

这是对患者的保护性规定，但"避免产生不利后果"的判断依据具体是医师事前的客观分析还是事后的评判则并没有明确。同样的病情、医疗风险，不同的患者心理感受不尽相同，同一个患者在不同医疗阶段的心理感受也有分别。因此"避免产生不利后果"的法律规定也就失去了保护的意义。

（二）权利内容之间相互对立

在《中华人民共和国侵权责任法》出台之前，关于知情同意权的规定就指向不明，含混不清。《执业医师法》第 26 条规定，医师应当如实向患者或者其家属介绍病情；《医疗机构管理条例》第 33 条规定，医疗机构施行手术、特殊检查或者特殊治疗时，必须征得患者同意，并应当取得其家属或者关系人同意并签字；而《医疗事故处理条例》第 11 条规定，在医疗活动中，医疗机构及其医务人员应当如实告知患者。3 个条款三种说法，导致医务人员在临床工作时具体告知对象不清。《中华人民共和国侵权责任法》第 55 条则首次明确规定了患者的知情同意权：医务人员在诊疗活动中应当向患者说明病情和医疗措施；需要实施手术、特殊检查、特殊治疗的，医务人员应当及时向患者说明医疗风险、替代医疗方案等情况，并取得其书面同意；不宜向患者说明的，应当向患者的近亲属说明，并取得其书面同意；医务人员未尽到前款义务，造成患者损害的，医疗机构应当承担赔偿责任。该条明确保护患者的知情权，并作为医务人员的应尽义务，未尽到该义务视为医务人员有过错，造成患者损害的医疗机构应予以赔偿。

第四节　患者对知情同意权的误解

患者就诊时对医疗机构基本状况的知情，即患者有权知道医疗机构的有关规章制度，如住院须知、门诊须知、导医标识、院长接待日等。患者有权知道所有为其提供医疗服务的医务人员的姓名、执业身份和专业技术职称。知情同意由《医疗事故处理条例》及其配套法规所明确提出和规定，患者自己签字以强化知情同意机制的正式运作。然而，在社会提倡知情同意的同时，有患者却斥责知情同意权是残忍的权利，从而拒绝接受。究其原因，可能与中国传统文化心理影响有关。中国古有"医儒同道"之说，历代多有文士跻身医道，以致有"儒医"之称。"不为良相，便为良医"成为读书人的理想追求。随着儒家"仁"学的影响，"父子君臣"的等级思想也渗入医患关系。"医者父母心"要求为医者须怀着父母疼爱孩子般的心去关心患者，而在另一层面上，也赋予了医者父母般的权力。家长主义在中国的医疗领域一直占据着主导地位，长期以来，医患之间不是独立的个人之间的互动关系，而是施予与被施予、恩赐与被恩赐的关系。同时，以儒学为主导思想的中国传统人伦是一种宗法人伦。人们的道德观念是按照家庭生活方式培养的，"在家靠父母，在外靠朋友"，生活中总得有个依靠，没有了依靠心理就会感到不踏实。中国人不习惯自作主张，在家里一切都由父母做主，在外边也希望能有人为自己做主。这种心理定势代入医患关系，使患者依靠医生，医生代患者做主成为天经地义、自然而然的事。再者，选择意味着责任，患者往往宁肯被动地接受别人为他做出的决定，不习惯自己做决定所带来的麻烦和责任。由于患者主体性的长期缺失（当然还有医学知识的缺乏等其他因素），面对突如其来的知情同意权，患者难免有些不知所措。当前医患之间长期存在的误解有以下几点。

（1）误认为医生应当详尽地给患者讲述发病的机制、致病的原因、治疗药物的药理作用过程、疾病的研究现状及今后的研究方向等专业知识。

（2）误认为与患者沟通后，在严重医疗结果发生后，引发官司，医方称已尽到解释责任并把全部后果告诉患者，医患双方都签了字，医方可以免责。

应当指出，在取得患者知情同意中，医方所告知患者的应当是患者现在的状况是什么？将要采取什么处置或医疗决策？会有什么样的预后和结果？就患者的现状予以充分、详细的解释说明。尊重患者的知情同意权，不等于放弃医生对疾病救治的权利和义务。某些时候，患者及其家属往往受感情影响和对医学知识的无知，表现出对可能出现风险过度焦虑、担心，甚至会拒绝医生的救治，丧失救治时机。如常见家属拒绝气管切开而致命的案例。

一、家文化的知情同意

由于长期受传统文化影响，患者缺乏知情同意的意愿，患者自主权和家属同意有时相分离。在患者缺乏和丧失自主能力时，亲属（代理人）的"同意"是非常必要的，也是合理合法的。但是，由于受重亲情、重集体、轻个人的儒家文化的影响，单纯"亲属同意"往往脱离了法律的制约，造成了亲属同意与患者自主权相分离的倾向，即有自主能力的患者习惯将本属于自己的权利交给亲属行使，患者亲属也习惯于越俎代庖，包办一切，无视患者的自主选择。有些医生受传统文化的影响也理所当然地认为，亲属同意优于患者同意。

二、将知情同意当作免责手段

20世纪80年代以前，我国医务界仅有"手术协议书"签字等医疗文书，而对知情同意的理性把握尚属缺如。原国家卫生部在1982年颁布的《医院工作制度》第40条的附则中规定，"施行手术前必须有家属或单位签字（体表手术可以不签字）"，由于对知情同意的本质不甚了解，对其功能的片面诉求，因而在很长时间里，甚至在进入21世纪初的头几年中，我国绝大多数医务人员仍将签写手术协议书、知情同意当成自己的免责手段。在家本位、社会本位价值观念的左右下，更看重的是患者家属签字，以为这样做更有利于医方自我保护。这种认知及做法距离知情同意的实质及根本功能相去甚远，甚至南辕北辙。

三、知情同意的简单化

知情同意曾一度被简单化为一个程序——在协议书上签字，这种简单化做法的最大问题是，知情同意的实质内容和互动过程这个最关键的东西被人为简化掉了，人们关注的仅仅是形式的承诺。

四、正确认识知情同意权

知情同意权是医患关系的重要内容，它们既是患者的权利，也是医生的义务。通过立法对患者的知情同意权加以保护，是对患者的尊重和保护。但是，要真正落实患者的知情同意权，仅仅依靠法律条文的规定是不够的，无论是患者本身还是医务人员，重要的是对知情同意权本身的理解，正确的认识是实现患者知情同意法律保护的关键。从知情同意原则的发展轨迹中可以窥视出，知情同意原则所保护的权利是患者的自主权和自我决定权。知情同意原则的诞生和成长充分体现了对患者自主权和自我决定权的尊重，它是尊重人的基本权利的反映，是社会进步的象征。对自己的身体将被如何处置，患者当然享有不受限制的决定权。自主原则旨在使一个人能有意志地、在充分了解下、不受干扰地做出自主的选择决定。

（一）知情同意是一个医患交流的过程

医生应该向患者提供充分的病情资料和准备实施的治疗方案，以及治疗方案的益处、危险性、可能发生的其他意外情况。患者可以提出各种有关病情的问题，可以根据医生提供的信息自主、自由地做出取舍，接受或拒绝。因此，知情同意的核心在于医生与患者之间充分地讨论和交流。知情同意书只不过是沟通的结果，而不是核心，一个签字的知情同意书并不能保证患者充分理解其病情和所要采取的诊疗方案。

（二）知情同意是患者的权利

在我国，与手术签字制度一起构成知情同意主要内涵是保护性医疗制度。也就是说，我国一直强调的知情同意实质上是患者家属的权利，特别是在对一些重症、绝症的知情上。我国《执业医师法》和《医疗机构管理条例》规定拥有知情同意权的是"患者或者家属"。两者选其一，在医疗实践过程中，拥有决定权的往往是患者家属而非患者本人，患者往往处于不知情更谈不上同意的境地。这实际上是对患者自主决定权的侵犯，是对知情同意权的误解。知情同意是患者的权利。

《医疗事故处理条例》明确规定医生告知的对象应该是"患者"本人。

（三）知情同意是医生的义务

作为一项伦理原则，知情同意不仅要求医务人员的医疗行为应当经过患者的知情并同意，而且要求医务人员应当遵循"行善"的原则，最大限度地保护患者的生命健康权利。在医疗实践中并非患者或其家属的一切选择都对患者本人的生命健康有益，有时医生按照患者或其家属的知情同意处置可能会对患者产生有害的结果。当患者的生命健康权与知情同意权发生冲突之时，医务人员应当如何抉择？什么样的抉择才更符合患者的最大利益？对这些问题的不同回答，直接影响着医务人员的最终选择。正确观念的树立是正确行为的开始，希望医患双方通过对知情同意的正确理解，使知情同意权真正成为患者的基本权利。知情不同意是患者理性的表现，患者在诊疗过程中有接受、拒绝或选择诊治方案的权利。患者知情后的不同意是其理性的表现，也是其行使自主权的一个重要形式。正确处理患者的知情不同意对医患双方都不是一件坏事。事实上，临床实践中，任何一种诊断和治疗的方法都有利弊，甚至有些结果不可预测，临床医生有时只能为患者选择伤害最小的一种。但由于技术和医疗条件的限制，医生的选择有时不一定是最佳的，此时患者的拒绝可以使医生反思自己的诊治方案，通过和患者的深层次沟通不断修正自己的诊疗方案，使之最优化。患者选择一个医生的治疗方法可能就意味着对其他医生的治疗方法的拒绝。一个合格的医生不仅不应对知情不同意的患者耿耿于怀，反而应给患者提供更多可选择的信息，鼓励有条件的患者到水平更高一级的医院去诊疗，这也是医务工作者坚持将患者利益放在首位的职业精神体现。

五、患者知情不同意的原因分析

据某地调查结果显示，有 34.6%的患者知情后不同意的原因是怀疑医生的诊断正确性；19.9%的患者知情后不同意的原因是认为医生的方案为赚钱；35.7%患者知情后不同意的原因是经济负担不起；还有 9.8%人知情后不同意的原因是顾虑家人意见，认为在病情紧急时患者应尊重医生意见的占 84.2%，仅 15.8%的患者认为应由患者做主。上述结果表明，患者的知情不同意并非无理取闹而是一种理性的选择。因此面对患者的知情不同意，医生不能轻言放弃，应与患者进行深入地沟通、交流。调查中笔者还发现，有 34.0%的患者经和医生沟通后会接受医生的意见，这为医生和患者的沟通交流发挥作用留下了空间。此外，患者对知情同意的认知障碍也是导致患者知情不同意的一个重要原因。这种认知障碍首先表现为患者对自身所患疾病的危险性缺乏认识，患者的个体差异及文化水平、知识结构影响其对医疗信息的接收和理解。调查显示，75.2%的患者认为医生在签字前对病情的交代清楚和非常清楚；仍有 25.8%的患者因各种原因认为医生交代的不清楚；其中有 5.5%的患者是因时间仓促而不清楚。其余不清楚的原因可能有以下几种：首先，医疗活动具有很强的专业性和技术性，大多数患者因不具备一定程度的医学知识和经验，根本无法准确接收和理解信息；其次，患者对疾病的过度担心和恐惧影响了对信息的接收，再加上有些医生在让患者签署知情同意书时语言简单生硬，缺少人文关怀，导致患者过度紧张、焦虑，更容易对医生提供的信息产生误解。

六、医患间的诚信缺失

患者及家属对医疗活动的信任、对医生正直人格的信念及医疗活动所带来的利益都会影响患者对所告知信息的认知。由于在诊疗过程中医生心理上有着下意识的"隐瞒"基础——双方在信息上存在着严重的不对称关系，而在目前医疗管理的有关法规中，对这种隐瞒行为缺乏有效的监管和处罚。再加上临床中医疗差错的不断发生和现存的一系列消极治疗（过度医疗、虚假医疗、无效医疗、欺骗性医疗等）更加深了患者对医院和医生的不信任感。个案访谈中有一个案例，怀孕 7 个月孕妇，因发热被丈夫送到某三甲医院急诊室，夫妻均为外来务工人员。经诊断，双侧输卵管结石，合并感染。医生建议做双侧肾盂穿刺排脓，因用抗生素治疗效果缓慢，且影响胎儿。如不及时穿刺可导致感染性休克，母亲和胎儿都有生命危险。但一侧穿刺需要 3000 元，双侧则需要 6000 元。医生反复强调不穿刺的严重后果，家属认为医院在忽悠他们，担心被"过度医疗"而拒绝治疗，最后签字离开，认为回家用抗生素治疗就行。调查显示，54.5%的患者把知情不同意的主要原因归于怀疑医生诊疗方案的正确性。调查同时显示，54%的患者在一家医院看病后又到另一家医院再看，这也说明患者对医生的不信任。在调查中笔者发现除上海外，其他城市基本上是城市患者在两家医院同时看病的百分比高于农村，这说明城市的患者更倾向于通过到第二家医院看病来验证医生诊断、治疗的正确性。这一方面说明了城市的患者对医生的不信任比例高，同时也反映城市的患者对医生、医院的诊断、治疗水平要求也高。上海是我国经济文化中心，医疗水平处于国内领先水平，上海城市的患者更倾向于信任医院和医生的医疗水平。信任是良好医患关系的基础，没有信任的医患关系使医生和患者在医疗过程中角色扮演时容易出现"角色模糊"，甚至"角色冲突"。"我们在向患者及家属介绍诊疗方案时态度必须中立，否则出了事患者马上就翻脸"。这里明显体现了医生对患者的不信任。不信任使得医生也不愿为患者承担责任，有时选择放任患者拒绝治疗，只要患者签字就可以离开医院。

七、基本医疗保健制度待完善

国外的知情不同意主要集中在放弃治疗，严重缺陷新生儿的处理及因宗教信仰等因素而选择拒绝治疗，而在我国因为经济困难而放弃治疗的问题比较突出。现有医疗体制下，通常医院和医生不会为患者提供免费的医疗服务，这一点医患双方都非常清楚。如一男性患者，26 岁，在当地乡镇医院怀疑为白血病，随父母一起到某市三级甲等医院就诊，被确诊为白血病，医生告知需马上住院治疗，但因家庭经济困难，父母决定回家用中药和偏方治疗，当时父母要求医生对患者隐瞒病情，签字后离开。3 个月后病情加重返回医院，并住院治疗。治疗 2 周后主动要求出院，此时患者已知病情真相，希望留院治疗，但因缺少经费，由父母做主签字拒绝治疗并离开医院，2 个月后死亡。调查中发现像这样没有医疗保险，又得了重病的患者拒绝治疗的案例并不少见。又如一患者，78 岁，因患 II 型糖尿病住院治疗。患者是离休干部，有全额医疗保险，但受医疗保险额度限制，每次住院不得超过一定费用。为了尽快控制血糖，医生一周之内连续增加降血糖药，由每日服用一种药增加到每日服用三种药，此时血糖仍上下波动，第 9 天餐后 2 小时血糖仍不低于 12.0mmol/L，医生告知患者及其家属可以出院，回家慢慢调理，而此时患者因感冒发热 38°，医院要求患者第 2 天出院，患者及其家属不同意，认为此时患者并不适合出院回家，但鉴于医疗费用已达到一次住院限制的额度，花多了不能报销，则同意出院，回家后患者仍然低烧。这是一个患者拒绝医生提出的可以不治疗方案的案例，是拒绝治疗的又一种形式。发达国家的医生在为患者选择医疗方案时不需要考虑钱的问题，而中国的医生比较难做，没有医疗保险的患者要根据他们家中的经济状况选择诊治方案，有医疗保险的要考虑保险公司允许花多少钱来选择医疗方案。调查显示，有 35.7%的人认为知情不同意是因为经济负担不起。所以改革现有的医疗体制，使人人都能看得起病，人人享有平等的基本医疗保健权利迫在眉睫。

八、对待患者知情不同意的正确选择

临床治疗过程中，含有患者意愿的、对有损伤的治疗的拒绝是一个称职而成熟的患者的表现，而患者对医生给出的科学而合理的治疗建议一再拒绝，会使得医生陷入伦理困境，在此种情况下临床医生更容易走入过度防御，将知情同意简单化和僵硬地执行手术签字的误区。

（一）正确对待患者的拒绝

医务人员对患者自主原则的贯彻，在患者的自主选择与医务人员的想法一致时，比较容易做到。当医务人员从患者的健康角度考虑制订的诊疗方案遭到拒绝时，医务人员也应正确对待。第一，医务人员应对患者的自主选择能力进行判断，这种判断是确定患者的拒绝是否有效的重要依据。第二，对于自主选择能力正常的人，通过沟通交流设法弄清患者拒绝的真实理由，在为患者提供更充分的有关诊疗措施的理由同时，鼓励患者克服接受诊疗措施的困难。对于患者经过深思熟虑而做出拒绝治疗的决定，经医生多次劝说后仍不改变，医生应尊重患者自主选择的权利，同时医生应做详细而完整的记录，必要时应由患者及其家属同时签字。面对明显有违患者利益的不同意选择，在通过治疗组讨论及医学伦理委员会的审查后，报上级部门批准，由治疗组成员联名签字同意后为患者施行特殊治疗，以挽救患者的生命。第三，耐心说服患者不合理的选择。通常情况下，患者对自身疾病的诊断和治疗方案有自主选择的权利，但任何人的个人要求都不能凌驾于他人和社会利益之上。患者的自主权利只有在不违背国家的法律、法规，不违反社会公德的基础上才能受到保护和尊重。因此，对于烈性传染病患者拒绝治疗的要求，医生应加以制止，必要时可行使医生的特殊干涉权。但应注意医务工作者的态度、方式和方法。

（二）建立医疗风险规避原则

对于医生多次说明，患者仍坚持己见，并可能导致其他严重不良后果甚至死亡的情况通常使医患双方都陷入知情不同意的伦理困境。如何面对可能导致死亡或其他严重不良后果的知情不同意是对医务工作者伦理道德和职业精神的考验。在这样的案例中救与不救，医生和医院都要承担很大的风险。不救，患者就会死亡，如果抢救失败了，即使医务人员在医疗技术方面不存在过错，医院也依然会成为医疗风险的"替罪羊"，即使不赔偿也有面临纠纷的可能。

（三）多点执业后患者方面存在的医疗纠纷隐患的预防

《中华人民共和国侵权责任法》第34条规定，"劳务派遣期间，被派遣的工作人员因执行工作任务造成他人损害的，由接受劳务派遣的用工单位承担侵权责任"。该规定说明，多点执业医师发生了医疗纠纷，由接受多点执业医师的医院承担侵权责任，而不是由派遣医院承担。承担了侵权责任的单位即接受多点执业医师的医院可以向故意或者重大过失的多点执业医师行使追偿权吗？答案是可以，因为根据《关于审理人身损害赔偿案件适用法律若干问题的解释》第9条规定：雇员在从事雇佣活动中致人损害的，雇主应当承担赔偿责任；雇员因故意或者重大过失致人损害的，应当与雇主承担连带赔偿责任。雇主承担连带赔偿责任的，可以向雇员追偿。既然可以追偿，那应该如何追偿呢？这可以通过合同约定，即接受医院与多点执业医师就发生医疗纠纷的法律责任分担签订合同，明确医疗纠纷责任追究制度，确定归责原则，如合同可约定发生医疗纠纷后按照完全责任、主要责任、次要责任、轻微责任由多点执业医师分别承担不同比例的赔（补）偿费，比例可从 5%～30% 不等。"实行多点执业医生和医院签约制，明确规定双方的权利义务：明确哪些是医疗机构必须提供的，哪些是受聘医生必须做到的，合约具体将医生的工作时间、责任、医院提供的报酬等进行明确规定，这既是对双方权利义务的明白划分，也是对患者负责。有了合约，医院、医生将共担风险，最大程度避免医生单纯追求经济利益而盲目兼职，保证医疗质量和安全"。

对于急救病例，医务人员机械地执行知情同意制度不是最佳的选择。知情同意原则自其诞生之日起就是为了保护患者的合法权益，患者通过行使知情同意权来实现对自己生命健康权的抉择。进一步说，该制度设立的目的是防止医务人员滥用医疗干涉权，现代意义的知情同意制度同时体现了价值的多元化，尊重患者基于理性考虑的医疗选择，甚至包括放弃治疗，刻意结束生命的选择。实际上，某种情形下患者放弃治疗未免不是一种最优化的选择。正如很多癌症晚期的患者愿意选择安乐死一样，但是医务人员应当考察患者的选择是否是理性的。但在医疗实践活动中家属或者其他关系人由于各种原因可能会做出不利于患者的处置意见，如处于经济承受能力要求放弃对患者的治疗等。现代社会中夫妻之间、患者与其家属之间可能存在着这样或那样的利益冲突，家属为了自己利益而牺牲患者利益的事例屡见不鲜。

应当区分选择使用疗法和告知疗法两种不同情形。在选择使用疗法上，法律可以给予医生的专业判断较大的尊重和空间；但是，在疗法告知上，法律应更多尊重患者的信息需求。在传统疗法与非传统疗法的启用和告知上，法律不仅要考虑促进成熟的传统疗法惠及患者的必要，也要考虑促使非传统疗法成熟的必要；不仅要考虑医生规避责任风险的需要，也要考虑满足患者个体需求的需要。

第五节　新技术的应用与患者的实验性

医学是实践的科学，但这种实践不等于毫无把握地试验，而是在具备一定技术水平基础上开展的具有较高把握度的临床实践。开展医学新项目必须在上级医师的指导下，充分控制医学风险，最大限度保障患者生命安全。医学临床实践具有高风险性，但高风险性并不等于盲目，临床中可见有极少数医师不重视这种高风险性，对自己不熟悉的新技术或超过自己能力的新操作缺乏必要的应对措施。一些医院缺乏技术评估和准入标准，让低年资医师独立从事较高难度的手术、独立应诊和抢救等高风险工作。这样对于医师维权非常不利，因为准入制度是临床必须遵守的规则，超范围医疗是不被允许的。应该注意的是，较高水平的临床实践必须有非常扎实的临床基础，人的生命是最珍贵的，成功可能性不高的临床实践工作应尽量避免。

随着新技术在医疗上的不断应用，疾病的治愈率、好转率和生存率都有了明显的提高。但是，任何一项新技术的开展，都不会有包治百病的奇效。由于近年来医疗市场的激烈竞争，一部分医院为了吸引患者，靠广告夸大治疗效果，治疗后实际效果与宣传效果有很大的差距，患者觉得上当受骗，与医院发生纠纷。亦有少数医院不遵守医疗规范，大范围检查和不合理用药，导致了不良后果，甚至诱发医疗事故。

医务人员给予患者的任何诊疗措施包括两个方面的内容：一是常规性的诊疗即医疗卫生管理法律、行政法规、部门规章许可并已列入诊疗护理规范和常规之内的诊疗措施。二是试验性的诊疗，即医疗卫生管理法律、行政法规、部门规章许可或没有明令禁止的，没有列入诊疗护理规范之内的诊疗措施。给予患者的诊疗措施如果是医疗卫生管理法律、行政法规、部门规章所明令禁止的，则应排除在试验性诊疗措施范畴之外，任何医务人员都不能给予患者此类诊疗措施，即使患者要求采用此类诊疗，医务人员也不得实施。例如，传统的开颅手术应用于颅脑肿瘤的治疗，是常规性的诊疗措施。医疗卫生管理法律、行政法规、部门规章没有明令禁止，经科研立项批准而成为临床实验性开展的开颅戒毒手术应属于试验性诊疗措施。然而，在医疗卫生管理法律、行政法规、部门规章明令禁止开展开颅戒毒手术之后，开颅戒毒手术即被排除在医务人员给予患者的诊疗措施范畴之外，即使患者强烈要求采用开颅戒毒手术治疗，任何医务人员都不能给予实施。

唐代名医孙思邈在《大医精诚》中告诫同行和后来者："学者必须博极医源，精勤不倦，不得道听途说，而言医道已了，深自误哉！"注重学习，虚心好问，勤业精技，尊重同道，谦和不傲，是历代医家对自己的一种道德要求。作为医者不仅要有仁慈之心、治病救人之愿，同样要有精湛之医术。医学是一门艰深的科学，医师要得到患者和社会的认可，不仅要以良好的医德服务于患者，还要具备扎实的业务知识和熟练的技能，两者不能偏废任何一方。医学就是在探索未知——获得已知——探索新的未知的过程中前进的。医学已经攻克了许许多多的医学难题，但是影响人类健康的因素也在不停地变化，环境状况的改变，人类自身发展带来的恶性结果，疾病进一步复杂化，人类对美好的生命质量和生活质量的追求，这一切的一切，都需要医学能更快的前进，控制未知领域，使人类在疾病面前不再恐慌和痛苦。因此，医师应该具备医学科学精神，培养勤勉钻研的科学态度，对医学发展本身负责，对一切患者负责，在实践中不断接受医学继续教育，互相学习，取长补短，尽可能学习新知，继续探索未知，锲而不舍地钻研业务，为人类高质量的生命和生活提供优质的医学环境。

开展临床新技术是医院提高医疗服务水平和核心竞争力的重要途径，也是医院科学发展的重要驱动力。因其具有创新性、探索性的特征，实施风险远大于一般医疗活动。

一、技术风险

临床新技术的创新性特征决定了其理论上和技术上都存在一定的不确定因素。对于原创性技术而言，这种风险主要是指技术上的可行性；对于引入性新技术，其风险主要在于实施的医疗机构和项目负责人是否完全掌握或具备实施的条件，以及对突发、意外情况的处置能力。尤其是对于一些创新性强的新技术，往往只能根据实验室研究和小样本患者临床应用结果进行并发症、不良后果的风险预判。其是在理想条件下对技术有效性、安全性进行评价，但对大样本患者及远期的疗效与安全性尚不明确。减小因技术原因而导致的医疗风险，可通过严格准入管理、全面过程控制和适时的安全评价来实现。

（一）严格技术准入管理

根据开展技术的特征，从人员、技术、机构三个方面，实行严格的分级、分类、分阶段准入评价，重点是对技术的科学性、有效性和安全性进行审核。对技术机制不明、存在安全争议、未被同行公认的新技术严格不予开展；对于与同类技术相比，风险高、创伤大、不宜推广应用的项目也应严格限制开展。同时，技术安全性的准入，还包括及时对实施方案、应急预案、实施条件等诸多方面的审核。

（二）严格实施过程控制

由于临床新技术的创新性，实施过程不确定性因素较多，有效的过程控制是确保项目安全实施的重要保证。过程控制的重点是环节质量控制，即对项目实施的每一个环节、每一个因素，严格按照实施方案进行落实，及时监测、发现和处置可能的指标变异和风险，确保在实施过程中始终按照既定路线开展。

（三）适时开展安全评估

新技术是从探索到逐渐成熟的过程，为及时总结经验和教训，应建立持续评估改进机制，寻找实施过程中存在的规律和缺陷，改进并优化技术路线和方法，以实现方案设计的最优。具体可以通过环节评价、逐例评价、阶段评价来进行。即对项目实施的各个环节、每例患者的实施情况及效果、一定时间内一定数量患者整体安全性和效果进行系统评价，从而为技术是否需要改进、项目是否继续实施和应用范围是否扩大等决策提供依据。

二、程序风险

新技术应用于临床，周期长、程序多，涉及人员、技术、设备等诸多因素，且各个环节先后有序、相互关联，任何一个环节缺失均会影响目标实现，甚至会引发不良后果或医疗纠纷。

（一）完善应急预案

根据实施目标，建立多学科、多专业联合攻关协作机制，制订完善的技术实施方案，包括诊疗流程规范、技术难点处理、质量标准控制、组织分工协调等内容。此外，针对可能出现的突发情况，制订切实可行的应急处置预案，确保一旦出现意外情况有保护性措施及时补救，尽可能保护患者生命健康安全不受损害。

（二）严格能力评估

人才团队和医疗机构是新技术实施的平台，医疗机构必须具备开展新技术的硬件条件和技术条件，包括配套齐全的设施设备、医疗用房、基础技术积累和人才团队。人才团队构建除要求技术实施者具有本专业扎实理论功底、熟练掌握核心技能外，还需具备全面医学素质、有高水平的麻醉、检验等辅助专业技术人员提供技术支撑。团队成员分工明确、协作良好，为实现目标联合攻关。

（三）落实风险告知程序

患者作为新技术临床应用的主体，有最终选择权和充分的知情同意权。医疗机构及其医务人员应客观告知患者该技术已知的风险、可能的危害和预期的受益，以确保患者能够主动、自由、明白的合作，减少因沟通不充分而引发的纠纷。

三、伦理风险

由于新技术开展采用新的诊疗方法或新的技术方案，其伦理方面的风险，既包括技术本身的社会伦理问题，如器官移植技术、基因治疗技术、辅助生殖技术等，也包括新技术应用可能给患者带来未知风险等方面的医学伦理争议，还包括高成本技术的局限性使用带来的社会公平正义等方面的伦理讨论。医疗机构必须有科学的伦理评价机制和可行的伦理争议规避机制，以最大可能降低伦理风险。

（一）严格伦理风险审查

临床新技术的实施，首先必须经过伦理委员会的审查。伦理委员根据新技术项目所涉及伦理问题，按照通行的医学伦理准则，结合社会道德、民族习惯、区域文化、宗教信仰等因素对可能出现的伦理风险进行预判。伦理审查除在项目准入阶段进行指导和干预外，也应参与到实施过程中，根据反馈信息进行实时审查，对有争议的问题做出决断。

（二）灵活开展伦理评价

伦理评价标准会随着社会发展而发生变化，一项新技术在临床应用的时间段内，其面临的伦理问题也会发生变化。因此，伦理评价应遵循社会伦理标准发展趋势，适应社会和医学伦理的要求。此外，还应重点加强社会文化差异、患者心理承受力的评估，确保新技术实施能够切实提高患者生活质量，不会对其社会适应能力带来负面影响。

（三）扩大知情同意范围，避免纠纷争议

新技术开展与一般诊疗项目相比伦理风险更大，应按照利益相关性原则，适当扩大知情同意的告知范围，但又要注意保护患者隐私，尤其是涉及辅助生殖、变性手术等技术，应在实施前，在患者认同的前提下，确保其利益相关人和社会关系人如配偶、父母、子女的知情同意。

四、法　律　风　险

法律、法规制定具有滞后于技术的发展和社会现实需求的客观性。因此，临床新技术应用往往面临法律、法规的不明确甚至是限制，项目研究实施可能引发法律风险。规避的前提是知法，并在此基础上寻求法律依据和保护。

（一）强化法律意识

我国医疗卫生法律体系尚不健全，但对一般性的医疗活动已经有相对完善的规定。守法的前提是知法。医疗机构及其医务人员必须熟悉相关法律、法规要求，尤其是卫生主管部门颁布的规章制度，往往有极强的针对性和时效性，必须认真学习、深入研究、严格遵守。法律禁止的必须严格遵守；法律规范的要严格遵循程序；法律保护的要充分合理地应用。在增强守法意识的同时，也要最大限度地寻找法律依据，有效规避法律风险。

（二）合理处理矛盾

法律规范的滞后性和临床新技术的超前性使得开展临床新技术的适法性问题变得经常而突出。在临床实践中，必须把握三个原则：一是患者健康利益最大化原则，即以患者健康利益为最高考量，一方面可以最大限度避免可能的医患纠纷；同时也可以最大限度降低法律风险。二是知情同意原则，确保患方充分知情，医

患双方共同进行医疗决策，必要时可进行司法公证，以分担法律风险。三是守法原则，在法律框架内寻求相对原则的表述，并通过法律、伦理、医学等方面专家共同论证、把关；同时按要求向主管部门报批、备案，使技术应用尽可能在程序上合法化。

五、效益风险

临床新技术开展对提升医疗机构社会影响力、行业竞争力，提高医疗机构和医务人员的社会、经济效益起着至关重要的作用。但若缺乏患者需求分析和市场调研而盲目上马，进行不切实际的设备引进和资金投入，不成熟的医疗技术不仅会对患者生命安全及健康构成威胁，还会带来卫生资源的浪费，加重患者和医疗机构的经济负担。因此，在项目应用于临床前，必须进行社会效益和经济效益的综合评估，以降低效益风险。

（一）综合评估社会和经济效益，避免盲目投入

新技术不一定是最适合疾病诊治和市场最需要的技术，要以"适度医疗"的原则，对新技术项目实施进行严格的卫生经济评估，平衡社会效益和经济效益。对于社会效益突出、短期经济效益可能不突出的项目，要果断投入，抢占技术制高点和先发优势；对于社会效益一般而经济效益不明确的项目，应审慎决策，避免浪费卫生资源；对于技术不稳定、疗效不确切、社会负担重、但短期内可能带来一定收益的项目，要以医疗机构的公益性为首要考量，抗拒"经济诱惑"，避免诱导消费、违背医德。

（二）综合评估市场定位，降低社会成本

临床新技术的应用往往需要优质乃至高值医疗资源的投入，而这都将逐步转移到患者身上并最终体现为整个社会的卫生成本，从而导致整体医疗费用上涨。因此，是否具有医疗市场、医疗定价能否为患者接受及大规模应用的社会成本问题都是需要慎重考虑的。在项目投入市场前，医疗机构应综合设备、人员、技术难度等因素对医疗定价进行预估，做好市场的调查分析研究，明确项目市场定位。对于高价位项目，可通过吸引社会资金的机制，以长期收益摊薄短期成本，降低技术项目的市场定价，提高新技术的可及性；同时避免对普通伤病员的不良诱导，减轻其医疗负担。

（三）探索效益风险规避机制，避免矛盾激化

新技术应用于临床，可能会发生不可预见或难以避免的不良后果。从社会共济的角度，可以通过吸引保险机构建立相应险种来分散风险；从长期市场培育的

角度，以利好条件吸引医疗设备、卫生耗材和药品生产机构参与，设立风险基金，建立专项补偿机制来分担医患双方的效益风险。临床新技术的实施，涉及法律、法规建设，医学伦理研究，社会补偿机制完善等诸多方面，其风险远较一般医疗服务项目复杂，需要进一步深入系统地研究和探索。

从业者基于专业知识所做出的医学判断，由于医学的不确定性，医学判断会出现多元化，医学界会出现不同学派和主张。同样基于医学的不确定性、复杂性和不可预知，尽管行使了合理注意，医生所做出的专业判断可能还是错误的。尽管医生尽了注意义务，不良结果也可能发生。医疗侵权责任乃是过失责任，过失的认定乃是看是否行使了应有的合理注意，不良结果发生和专业判断后来发现错误均不是在信息披露方面。医生应以患者的需求和权利为依归，行业常规和医生的个人偏好应置于次级地位。在医生知晓某种非传统疗法、该非传统疗法存在某种益处、患者本人可能倾向于此种非传统性疗法这些情形出现时，医生的个人偏好应让位于患者的信息需求，医生就非传统疗法所产生的信息披露义务便会产生，尽管法律可以尊重医生是否决定选择实施此种非传统疗法的自由。在医生不愿亲自实施的情况下，可产生转医义务。也就是说，在一种病情存在较成熟、较传统疗法和相对不成熟、相对新颖疗法的场合，医生的疗法披露义务不应仅限于成熟的传统疗法。医生的判断不能替代患者对信息实质性的判断，医学的判断不能替代患者对包括自身价值观和生活质量在内的相关因素的全方位判断，医生说明义务的范围可能宽于医生实施义务的范围。

一种疗法从风险益处尚无从知晓的纯粹试验性疗法生长为风险益处异常明确、成熟的常规疗法，是有一个过程的。在这其中，一些疗法会被淘汰和筛选掉，一些疗法会脱颖而出。在这个过程中，医疗从业人员、患者、科研人员、受试者既可以是受益者，也可以是风险承担者。法律所要做的是平衡各方利益，找到最佳的平衡点，既要为新生事物的生长提供最佳的法律环境，也要减少新生事物生长所需要的代价。首先，法律在疗法的选择使用与告知上，应贯彻需要医生专业判断的传统"诊断治疗"与以患者需求为依归的"信息告知"有别的观念。尽管医生的义务具有一体性，但中心有所不同。在疗法的选择使用上，法律应尊重医生的专业判断。只要医生在做专业判断时行使了合理的注意，法律应给予其较大的生存空间。出于保护患者的需要，法律会要求试验性疗法的使用者充分披露该疗法的试验性质和风险益处的不确定性。要提醒患者可选择传统性疗法，谨慎对待试验性疗法，在传统疗法与试验性疗法并存时，患者在知晓双方之存在及其利弊的基础上选择试验性疗法，可以说实现了患者意志的自由表达。但是，在传统疗法已经穷竭时，由于缺乏传统疗法的平衡和制约，患者对试验性疗法的选择可能是有瑕疵的。在新疗法的告知问题上，新兴的具有自身特质的"知情同意"理论决定了患者有权获得全面的、关于疗法的信息，包括尚达不到常规疗法成熟度和认可度的非传统疗法，而不是仅限于医生本人或某一群体医生所推荐或认可的疗法。

第六节　临床试验与患者安全

我国《药物临床试验管理规范》、《涉及人的生物医学研究管理办法》、《医学科研诚信和相关行为规范》等法律、法规已相继出台，其目的是规范和指导研究者在其临床研究活动中，最大限度降低受试者风险，维护其正当权益。然而，近年来生物医学的迅猛发展不断推动临床研究数量的大幅增加，有关受试者保护的新问题不断挑战着研究者和机构伦理委员会的伦理智慧，如对研究目的的伦理辩护，对研究过程中知情同意的伦理审查，对研究损害赔偿的应对等。

一、超说明书用药的伦理问题

虽然《中华人民共和国药品管理法》早已出台，但是为了达到预期疗效，减轻患者对药品的不良反应，延长患者生命，临床研究者有时会超适应证、超剂量或改变用药途径等超说明书给患者使用临床药物目录中的药物。然而超说明书用药的行为能否得到伦理辩护？这是伦理委员会时常面临的伦理难题。例如，某辅助生殖中心根据其他中心治疗情况和境外研究报道，向伦理委员会提出申请，拟常规用"来曲唑给相关女性促排卵"治疗不孕症。伦理委员会初审未受理，理由是根据国外研究自行扩大药品适应证，不符合《中华人民共和国药品管理法》，为非法用药，是临床医师"治疗与研究"相混淆的问题。自行扩大适应证可能加大患者及子代风险，医生及管理者将会承担法律责任。如果希望验证其临床效果，该辅助生殖中心应按国家相关规定，先申请一定例数的临床试验，每例随访跟踪2～3年，再根据有效性及安全性与药厂共同申请扩大适应证临床试验，上市说明书根据试验结果批准修订后才可常规应用。之后，该中心负责人第二次提出申请，并附来曲唑促排卵安全理由，申请获得了伦理委员会的批准。可以说，人类辅助生殖技术的临床应用及研究在我国是同步进行的，目前许多辅助生殖中心为提高治疗周期妊娠率，仅根据国外药物研究性报道文献，未开展该药相关促排卵的安全性及有效性的临床研究，直接自行扩大适应证，给一些不孕不育妇女使用。然而，这种行为的正当性值得探讨。临床实验性治疗是在目前没有有效办法挽救患者生命或阻止其疾病传播等情况下，在一定理论和反复的临床前研究基础上，开展的实验性临床医疗活动。因其具有较高的风险，所以必须经医疗机构审议批准，并征得患者及家人同意。如果伦理委员会批准临床实验性治疗，即意味着医疗机构及其伦理委员会违背了《中华人民共和国药品管理法》。那么在什么情况下这种行为才被允许呢？伦理委员会是否有权批准扩大适应证用药？对于伦理委员会而言，需要有上级政府部门或本医院的文件方可执行。

二、谨防以研究或开展新技术为名的营销活动

近年来有少数临床研究者在相关企业资助下，借研究或开展新技术之名承接相关项目，这种行为产生的伦理问题应引起伦理委员会的重视和识别。例如，某药企将上市一种精神科抗焦虑药，企业销售人员与相关学科的医学专家沟通后拟向伦理委员提交申请。在咨询中，伦理委员会工作人员了解到该抗焦虑药是上市药，申办者想以药企名义资助发起"一项临床观察性疗效研究"，收集临床常规用药患者的一些相关资料；申办者认为该上市药对患者没有损害，所以不会免费提供药品和检测项目，也不会承担药物造成的损害，但会给研究者提供一定的研究费。对此，伦理委员会工作人员的答复是：①研究是探讨临床或医学基础难题，寻求解决临床诊疗难题或理论性依据，要求有相关依据和明确合理的研究目的；②研究要有经费支持（请同时提供相关公文）；③药品研究要按《药物临床试验管理办法》（GCP）相关规定进行，即申办者承担研究用药和研究所需相关检测项目的费用，以及受试者因参与研究所致损害和补偿。由于没有看到申办者的具体方案和相关性材料，仅从企业咨询者所言判断，不难排除这项所谓的"临床观察性疗效研究"是以营销为目的的行为，按 GCP 等相关规定不能受理此项目。又如，某院妇产科拟向伦理委员会提交一项临床新技术的审查申请，即用意大利某公司生产的宫颈扩张管缩短产程，他们打算直接将宫颈扩张管用于自然分娩的产妇，每条收取 600 多元的费用。对此，伦理委员会未予批准，理由是宫颈扩张管早在 20 世纪 70 年代普遍用于中期妊娠引产的水囊引产术，90 年代国内已有测压力宫颈扩张棒上市，但因其存在操作麻烦、增加产妇费用、易引发感染和损伤等风险问题，许多机构及产科医生多不选用该方法；而实际上宫颈扩张管的成本不足 5 元，但是企业及申请者欲收取产妇每条 600 多元的费用，这是典型地打着新技术的旗号进行营销的行为，而并不是所谓的新技术。这两个案例的共同特点是：①以临床研究者或申办者的名义开展相关性临床研究；②多涉及上市药品或上市的医疗器械产品；③或以申办者临床观察性研究为名的产品及临床资源摸底性研究；④研究所需的相关诊疗项目还常常被移花接木地由受试者承担；⑤将临床试验或研究当作临床常规诊疗提供给患者，收取费用。那么，如何防止以新技术引进、试验或研究之名的营销活动？对此，伦理委员会不仅要有识别能力，还需有有效的应对和防范的管理办法。根据 GCP 的相关规定，研究方案必须满足以下四个条件：①目的明确，研究所需用药或产品由申办者免费提供；②与研究相关的检测由申办者免费提供；③申办者还需负责承担受试者损害时的诊疗费和适当补偿；④申办者应为研究者提供经济保证。只要阻断申办方或研究者通过临床研究从患者获取经济利益的渠道，申办者或研究者感到得不偿失，自然会知难而退，进而保护受试者的应有利益和维护正常的医疗和科研环境。

三、利益冲突下的知情同意问题

知情同意是涉及人的生物医学研究的重要内容之一，然而在临床试验中，研究者在对患者实施知情同意的时候，常常面临个人利益与受试者利益的冲突。为了维护受试者的正当利益，如何监管临床研究者对受试者的知情同意成为伦理委员会不可推卸的重要责任。应坚持如下原则：①使研究者深刻认识到知情同意和维护受试者利益具有"至少双赢"的重要性——不仅尊重和保护了受试者，还有利于受试者更好地配合临床试验；②在产品说明书、申办者知情同意书上对于特殊风险应有突出标识和详细讲解；③伦理委员会在随访受试者的时候应检验受试者是否知道试验的特殊风险，研究者是否予以特殊解释。曾有一案例，根据某境外研究者的发现，一上市抗病毒药可治疗一种难治的某系统疾病，国内同行计划在 250 例患者中使用，观察其疗效，收集临床、实验室相关检测指标。然而，当伦理委员会问研究者如何招募 250 名受试者的时候，研究者的答复却是临床常规治疗中的患者都是受试者，只需给患者的处方中增加抗病毒药即可。对于该项目，伦理委员会未予批准。因为研究者采取欺骗的手段，在没有告诉患者有关研究的任何信息的情况下，把自己的患者纳入受试者服用抗病毒药，这不仅是将临床研究与临床治疗混淆的问题，更是无视尊重受试者的问题，违法了知情同意的原则，也影响了临床试验结果。知情同意不仅仅是尊重和保护受试者的利益，还是对临床研究可持续性发展的基本科研态度。漠视知情同意，其结果既伤害了受试者，也影响了临床研究。

四、有关临床试验的损害赔偿问题

任何临床研究都无法杜绝或避免试验本身给受试者带来的不同程度的伤害或风险，所以，为了维护受试者的正当权益，有关临床试验损害赔偿的问题也是研究者和伦理委员会不可忽视的重要内容。一项随机双盲比较某药品与阿司匹林（ASA）在维生素 K 拮抗剂治疗失败或不适用的心房颤动患者中预防卒中作用的Ⅲ期临床试验，受试者为男性，83 岁，胸闷 10 余年，参与该研究两个疗程后，慢性心力衰竭住院，好转后准备出院的前一天晚突发下消化道大出血，出血量 1500ml，未见明显出血灶，经抢救无效，2 天后死于心肺衰竭。研究者称该患者死于慢性心力衰竭。但伦理委员会的审议是无法排除与试验药无关，必须严格按 GCP 要求，履行各方职责。申办方则声称研究者认为与研究可能无关，受试者未提出申请，因此不予赔偿。《赫尔辛基宣言》"涉及人类受试者的医学研究伦理原则"中的第 8 条规定，"若医学研究的根本目的是为产生新知识，则此目的不能凌驾于受试者个体的权利和利益之上"。当前，市场化环境下医疗机构的伦理委员会，审议和决定难以回避其自身利益、情感、权势判断的结果，以致受试者利益很难得到保护。如何维护受试者的正当权益正面临着现行体制、利益冲突的挑战？受试者在临床试验中的相关损害为什么不能获得应有的赔偿呢？通常情况下，损害赔偿程序的开始是由受试者提出申请或由研究者主动提供与临床试验相关性证明。然而，若将其付诸实践，却存在诸多障碍。一方面，受试者死亡原因家属不知情，研究者又不敢如实告知的情况下，受试者方无法提出申请。另一方面，研究者也可能不主动提供与临床试验相关性证明，甚至不提供，而是将受试者的死因尽可能归为疾病。因此，即使对受试者给予损害赔偿，如申办者提供保险公司理赔申请或申办者直接理赔，那么在赔偿方式上仍然存在不合理、不公正的问题。通常保险公司或申办者仅承担医疗保险报销以外受试者自行负担的部分医药费，而不予以其他赔偿。有时申办者采取境内外有别的赔偿方式，对境内的赔偿明显少于境外。可以说，我国临床研究大多数未按方案计划及知情告知履行赔偿，甚至在发生意外后干脆告知不负责。因此，亟待建立和完善临床试验损害赔偿程序及监管，也亟待加强伦理委员会的能力建设和科研人员伦理意识的培训。

当前，我国临床试验在各大医疗机构如火如荼地开展着，这种繁荣既可以归因于生物医学技术本身的快速发展，也可以归因于我国将科研成果作为医疗机构重要的评价指标之一。如果研究者已被繁重的临床医疗弄得筋疲力尽，他们如何保障有充足的精力和时间投入到研究中？如果研究者从事科研的动机在某种程度上是为了晋升职称或个人荣誉，他们如何保证严谨的科研态度和繁琐的实验过程？如果研究者对自己的处境都感到不公平，他们如何秉持公正维护受试者的利益呢？这些集中反映了临床研究者可能将个人的研究目的强加于受试者，而这种现象在目前医疗机构中比较普遍，需要引起机构伦理委员会的高度重视。然而，目前，我国科研项目监管多停留于形式，甚至有缺乏监管意识的危险。因此，如何真正维护受试者利益的问题亟待解决。

第七节　要提高医学生的职业荣誉感、使命感

面对城市大医院拥挤不堪的病房和如超市一样嘈杂的门诊大厅，患者最不愿意听到的话如下：

（1）你是医生还是我是医生（不接受患者的倾诉，让患者感到无助）。

（2）跟你说了你也不懂，按照我说的做就行了（认为患者不懂医，不听患者讲述）。

（3）想治的话，就回去准备钱吧（没有人情味，直接说到费用问题上）。

（4）谁叫你抽烟的，现在晓得厉害了吧（患者接受咨询时，感觉医生幸灾乐祸）。

（5）害啥羞，医院里没有隐私可言（了解病情会让患者感到害羞）。

（6）你们这些人，有病不愿到医院，现在后悔了吧（让患者更加反感，每个家庭都有特殊情况）。

（7）你没看到我正忙着呢，到外面等（人多时，医生被围住时烦心，对患者呵斥）。

（8）别自作聪明，我让你怎样你就怎样（患者咨询时，医生根本不听患者问什么）。

（9）你知道这病的后果有多严重吗（医生不会委婉告诉坏消息，增加患者的心理负担）。

（10）别乱吃药哈，到时别怪我没告诉你（生硬的语气，让患者觉得医生缺少人情味。）

最喜欢医生的9句话如下：

（1）有什么需要我帮忙吗（让患者感到医生离他很近很真诚）。

（2）你的病情不容乐观，我们一起努力（从实际出发但让患者感到医生很负责任）。

（3）不急，慢慢讲（患者感受到医生的关爱）。

（4）你自己再想想，我还有哪些没问到的（增加患者对医生的信任度）。

（5）我这样解释你能听懂吗，有什么不懂的及时问（这样的交流让患者倍感温暖）。

（6）患者的精神很重要，我相信你能做到（医生的鼓励是患者的精神支柱）。

（7）希望你能配合我们的工作，如果有什么不舒服，请讲出来（尤其对重病患者，这些话语让他们感受到医生真正了解到他们的痛苦）。

（8）这个病确实比较顽固，恶化的可能性大，我们一起努力，相信能克服它（在委婉地告诉坏消息的同时，增加了患者信心和力量）。

（9）很遗憾，我已经尽力了（真诚的将坏消息告诉患者及家属，让他们感受到医生在不断努力）。

这就是医生面对患者每日的情景对话。都说医生是白衣天使，可天使每日面对着的是病容，是痛苦，是脓血，是求助，在医患关系不协调的今天，还会产生危险。医学生在校学习期间是职业态度成形的重要时期，医学教育是精英教育，医学专业以其特殊的行业特点和社会定位决定其既属于自然学科，又属于社会学科。众多专业中只有医学专业是国家控制性招生专业，即只有医学院才能够招收医学生，只有医学专业学生学制最长，也只有医生是不能自学成才的。做一个优秀的医学生不仅要精通数理化，也要懂得文史哲，因为医生服务的对象是人而不是物。今天的医学已经将现代科技的最新成果应用到医学技术中来，可以克隆生命，再生器官，但是对于大至肿瘤，小至感冒有时还是束手无策。所以，应提高医学生的荣誉感和使命感。

一、培养高尚的职业道德

（一）用职业荣誉感激励医学生自觉追求卓越

医师的职业价值不仅反映在"解除病痛的技术价值之上，也体现在抚慰和减轻患者精神痛苦的人文价值之中"。在培养卓越医学生的过程中，通过校风传统教育、校园文化建设、广泛开展各类社团活动等"隐蔽课程"，使学生从感性和经验的层面来体验从事医学卫生事业的目的、价值和意义，牢固树立起尊重生命、爱护生命的观念。培养和选拔德才兼备的优秀教师，通过言传身教帮助学生理解医师职业道德的真正内涵，形成积极向上的价值取向、职业态度和职业理想。通过推荐阅读书目、开设医学史选修课及组织相关专题讲座等形式开展职业荣誉感和使命感教育，邀请医学名家、医学楷模走进"大师讲坛"，讲述自己的成长历程和奋斗故事，通过其敬业精神、优秀的人格素质、高尚的道德品质激励学生把内在的成才需求和实现社会价值的要求相结合，把个体的道德体验内化为自觉追求，努力实现自己的职业理想。

（二）责任感和敬业精神是卓越医学生的重要标志

许多研究表明，责任心是影响医学生未来职业表现和发展最重要的人格特征，医学生以加强责任心为核心目标的职业态度和素质培养是卓越医学人文教育中一个关键环节。作为生命的守护神，医师在职业活动中承担着极其重要的职业责任，需要牢固树立履行各种职业义务的自觉意识和情感体验，这不仅需要让医学生从一开始就明确自己的责任认识，更要在实践中潜移默化建立责任情感、磨炼责任意志和锻炼责任行为。在临床教学中，鼓励学生多参加社区医疗实践与健康调查，多与患者及其家属直接接触，使学生明白课本上的各种症状和体征绝不是简单的名词，而是众多患者的实实在在的痛苦，启迪和培养学生的同情心、责任心和社会责任感。

（三）卓越医学生职业道德的培养关键在于实践

通过对指定阅读材料（包括小说、诗歌、戏剧等）中医师形象的辨析和讨论，了解患者对医师的真实感受，并换位思考，站在患者的立场上关注患者的需求、考虑医师的责任，提高医学人文教育的实效性。进入临床见习和实习阶段后，应经常组织学生们模拟患者访谈，叙述患者故事，提出在病房工作时遇到的伦理问题，通过讨论将社会问题、临床研究和教学有机地结合在一起，培养学生在临床工作中对社会伦理问题的领悟和处理能力。当医学生掌握了一定的医疗技能以后，鼓励作为志愿者参与大型科研活动或会议的组织工作、参加专项疾病的健康教育活动、参与针对患者需求的调查等，把医学生职业道德的培养融入实际科研工作和解决临床问题中去。

二、注重培育敏锐的批判性思维能力

（一）气质培养和技能训练相结合培养批判性思维

批判性思维的养成需要依次具备敏感性、意向性和思维技能三个要素，即思维者首先应该敏锐地发现问题，其次是愿意投入精力去努力思维，最后才是具备解决问题的有效思维能力。实践中，在医学生入学后、学习中及毕业前运用心理学量表进行非认知能力测试，通过监测学生解决复杂问题的能力及其演变，发现具备较高批判性思维能力的学生，作为筛选和考核卓越医学生的重要指标。

（二）引导学生学会批判性思维

批判性思维的培养，无法直接从医学专业知识的学习中获得，而与医学生人文素养和人文精神的培育密切相关。为了培养卓越的医学人才，要加强医学生人文学科知识的学习，开拓医学生跨学科的理论视野，增强医学生对文化和社会的体察能力，对医学问题的复杂性保持高度的自觉性和敏感性，对医学问题的不确定性持开放性态度，使学生反思和辨别思想观念中基础的、未确定的设想，敢于质疑，多角度地看待各种问题，包括鼓励学生对教材进行批判性阅读；用批判的眼光去学习前人积累的经典实验方法；对教学查房中临床病例的诊断和治疗方案提出自己的观点，引导和激发医学生批判性思维的敏感性和倾向性。

（三）在科研和临床实践中加强批判性思维能力的培养

思维的培养离不开实践。学生通过"大学生创新能力培养计划"开展开放性实验课题，包括实验方案的设计和修改、文献检索、记录科研笔记和反思日记、撰写综述论文，既培养了独立思考问题和解决问题的能力，又提高自我判断、反馈和思辨的水平，这成为培养医学生批判性思维的重要途径。在临床教学中，逐步推广采用以案例为先导、以问题为基础、以学生为主体、以教师为导向的启发式教学形式，锻炼和培养学生的批判性思维能力。

三、加强交流沟通技能培养

（一）注重课堂内外语言表达能力的培养

语言表达能力的培养是医学人文教育的重要组成部分，是未来成为卓越医师的职业要求。在教学实践中可以开展"课前五分钟"活动，每次上课前让 2～3

个学生走上讲台，讲述的内容既可以是医学专业知识，也可以是生活小常识，甚至是笑话或者小故事等，讲完后由教师和学生一起点评。课堂教学过程中，教师注重课堂提问，既可了解学生掌握知识的情况，也可培养学生的表达能力，特别是鼓励性格内向、不善言辞的学生大胆回答问题，克服敷衍、紧张、羞怯等心理。课堂外，经常性组织读书报告会、实验进展汇报和演讲比赛等，临床实习和见习阶段鼓励学生积极参加临床病例讨论、学术活动交流。通过创造各种交流沟通的机会，逐步培养医学生在传递信息、交流思想时，根据不同的场合、针对不同的对象、采取不同的言辞和说话方式，有条理性地表达目的性明确的内容，做到言之有物、言之有序和言之得体。

（二）在临床实践中培养和磨炼医患沟通技巧

在医患沟通过程中患者常常表现出求医心切，高度以自我为中心，出现抑郁、焦虑等情感和心理反应，甚至还会出现对医务人员的过分要求和过分依赖的倾向。在临床教学实践中，采用分阶段、多步骤、循序渐进的方式，首先引导学生要学会保持耐心、学会倾听理解患者的心理需求，收集和综合与医疗问题有关的各类信息，并能抓住其中关键内容。其次，注重培养学生细致敏锐的观察力，通过在医患沟通中留意患者对交流的期望值及情绪状态，及时调整自己的情绪反应，针对不同教育程度的患者采取不同的语言描述方式，并向患者传达一种负责任的实事求是的态度。再次，选派人文素养高、沟通能力强的教师来传授医患沟通技巧，如接待患者、介绍医疗方案、告诉患者坏消息等，帮助学生提高对自己和患者的情绪管理能力。

四、防止不良事件对医学生未来职业信心的影响

社会不良事件如伤医事件对医学生未来的职业信心影响不容忽视。医学生在校学习及实践过程中，始终接受的是以救死扶伤为天职的教育。医生不仅是一种高尚的职业，还应是受社会尊重的群体，很多学生及其家长选择学医则是源于医生的职业高尚，有一种职业的自豪感和优越感。但是，当暴力伤医事件发生时，会极大冲击医学生对于本职业的心理定位，严重损害医学生的自信心。伤医事件的频发使医学生对医生的社会地位产生质疑，对医患关系协调失去信心，对临床工作产生畏惧。医务人员的人身安全得不到保障，医生成为一个高危职业，伤医事件极大挫伤了医务人员的从业积极性。部分媒体记者缺乏医学知识，加上对患者的情感偏向及炒作的需要，出现了为吸引眼球而报道不实事件甚至捏造事实的现象，对医疗行业造成负面影响，极大伤害了医务人员及医学生的情感。不良舆情对于医学生的学习热情、专业喜爱度和择业观都将产生负面影响，甚至对其将来是否选择从事医疗行业产生影响。当前微博、朋友圈等网络新型社交平台的普

及加快了信息的传递和扩散，一改传统媒体信息闭塞的弊端，令医学生能够更加便捷地了解到恶性伤医事件的发生并进行交流。当伤医事件发生时，医学生的情绪往往是愤怒、消极负面的，而消息在社交平台中带有情绪性评论的传播更易引起情绪的升级，导致群体情绪的蔓延。全社会期盼治理恶性伤医事件，改善医疗职业环境，期待建立起有效的医疗纠纷鉴定和调解机制，引导医疗纠纷通过正当途径解决，舒缓医患矛盾，从根源上解决问题。全社会应加强对媒体的监督，防止其恶意中伤医务人员。对于暴力伤医肇事者的处置结果，媒体也要及时跟进报道，宣传法制意识，肩负起倡导社会良好风气的责任。学校也应主动积极地加强正面教育。

（一）积极引导医学生正确认知执业环境

目前医疗职业压力大，要求高，回报低，往往令面临就业的医学生顾虑重重，望而却步。医学生对于信息的接收往往比较片面，容易受到负面信息的影响，对医疗环境产生消极的认知。医生在临床工作中虽然可能深受伤医事件之苦，但是不应向医学生传送过多的带有个人情绪的消极信息，而应该理性地分析事件，教育学生正确认识社会外部环境，勇敢面对不良现象，肩负社会责任。带教医生对医学生的教育不仅仅体现在临床医学知识的传授上，更多地体现在其自身在日常生活和医疗工作中的言行和态度。

（二）学校要重视医学生思想疏导和心理辅导

医学生正处于职业态度形成的一个重要时期，容易受到外界的影响而发生变化。当恶性伤医事件发生时，学校和医院应该及时注意医学生群体中蔓延的情绪，做好事件的澄清和分析工作，帮助医学生正确认识伤医事件，以免医学生出现过激言论和行为，激化矛盾。与奋斗在一线的医务人员相比，医学生的内心同样也受到了巨大的冲击，不及时处理留下的心理阴影将直接影响医学生的职业态度，不利于未来医患关系的良性发展。

（三）重视培育医学生与人文修养和安全意识

面对恶劣的医疗环境，医生首先也要提升自己的技能，提高医疗诊断能力，避免误诊漏诊，尽力抢救生命。因此，医学生在学习过程中就要刻苦努力，严格要求自己，掌握扎实的医学理论基础和临床实践技能。同时也要加强对医学生的安全意识教育，完善规章制度培训，提升服务理念，规范医疗行为，强化医患沟通技巧。在学习的同时，学校和医院也要加强医学生的人文修养和服务意识，强化人文课程建设，改善枯燥的理论教育，将人文教育与临床实际案例相结合，同时完善人文素质评价体系。由于医疗技术与患者的期望之间存在着现实差距，高年资带教医生要在医学生的学习过程中进行自身安全意识的灌输，指导医学生如何在临床过程中避免危险，保护自己。

第八节　医学的困惑

现代医学的发展突飞猛进，但是医疗改革的发展举步维艰。现代医学的发展给人类带来了很多贡献，但仍有很多问题有待解决。人类目前4000种常见病，90%没有好药可治，最常见的感冒也不是药物治好的。人类7000种罕见病，99%以上没药可治。一个个医学模式不断面世，从循证医学，到转化医学，再到精准医学，医学研究得越来越细，越来越精。人们总是鼓足力量研究局部发病的原因，而对医学本质的认识出现了偏差。很多生命科学的研究人员缺乏学医背景。面对很多医学无能为力的事情，无所不能的科学就能做到吗？能用要求科学家的方式来要求医生吗？我们曾经这么做，现在还在这么做，但到底利弊如何呢？

一、医学≠科学

医学是什么？目前没人能给出令人信服的答案。医学充满了科学和哲学，但医学不是单纯的科学，也不是纯粹的科学，还包括社会学、人类学、法学、心理学等。一切与人类相关的学问都可以纳入医学。医学的发展早于科学，科学是1500年前发明的一个名词为"Science"，以后成为了一种方法学，我们不能用一种方法学来要求所有的方法学，同样不能用科学来要求医学。医学的积淀和需求催生了科学，科学的研究对象是物，所以要格物致知。医学的研究对象是人，所以要知人。科学研究的目的是寻找普遍性，寻找发病规律，而医生不仅要懂得发病规律，更要掌握医疗疾病的个性化，解决一个个因人而异的疾病。因为，世界上没有两个人的疾病是一样的。樊代明院士总结了科学和医学关系：用科学的理论帮扶医学，但不能用之束缚医学；用科学的方法研究医学，但不能用之误解医学；用科学数据助诊疾病，但不能用之取代医生；用科学共识形成指南，但不能用之以偏概全。希望人们能认识到医学要比科学重要，最起码要像尊重科学家一样尊重医生。在中国，颠倒了医学与科学的关系，认为医学只是科学的一个分支。但医学才是人类最崇高的事业！所有的科学发展都是为医学服务的，所有科学发展的终极目标都是为了让人活得长一点，活得好一点。所以，应该说科学为医学服务，而不能说医学为科学服务。

二、中西医诊病有别

医学研究的对象是人，人是有生命的。生命是物质的特殊功能，有物质才有生命，但有物质不一定是生命。科学研究的是物质，所以是物质不灭论。医学研究是生命，回答是生死有期。西医是研究物质的，与科学很相似，所以认为西医是科学的；而中医是研究生命的功能，不太像科学，所以人们总说中医不科学。其实，这种观点本来就是形而上学的。科学与伪科学的分水岭是重复性，科学不是万能的。西医治病的原则是寻求规律，所以，坚持规范用药、临床路径就是西医的标准。同一个患者不同的医生处理原则应是一样的，差别只是同类药品的不同品种和剂型而已，坚持了重复性。可是中医讲究辨证论治，同一个患者不同的医生诊断结论和治疗方法可能都不同，强调诊治的个性化。即使用的同一张方剂，但因人而异必有加减，奇妙的是效果可能一样，真所谓殊途同归，这就是中医神奇之处。其实中医和西医都是从不同的角度研究生命。中医是主观的，西医是客观的；中医的主观是经验，西医尽管也有经验积累，但不能违背公知的原则；中医是辨证的，西医是辨病的；西医常见为立竿见影，中医是治未病，冬病夏治；西医的优势在急诊，中医的优势在调养；西医的研究热点已到基因水平即观察微观世界，中医传统理论是阴阳五行，全身治疗仍坚持宏观；西医诊断的依据是化验单、检验报告、影像诊断，中医诊断的依据是脉象、舌苔等；西医用药讲究精准，中医用药配伍君臣佐使。西医和中医都不等于科学，但都属于医学。当今现代医学对循证医学、分子医学、精准医学的过度依赖，忽视了人是一个整体的本质，逐渐出现了"唯器官论"、"唯细胞论"，甚至"唯基因论"。指望一滴血就能诊断疾病，甚至预测疾病，完全忽视了人体的免疫功能和自稳系统，这是科学吗？体外培养的细胞，在小鼠身上做的试验等都是远离人体的实验，不能完全代表在人体身上的效果，疾病发生、发展受很多因素影响，包括社会因素，如环境、个人情绪等。中医也在逐步现代化，用化学药品的标准来评价中药的优劣，产业化的大批种植中药材，用化学提取的方法来改变中药剂型，用注射剂代替膏丹丸散，可是临床往往效果不佳，不良反应频出，甚至无疗效。因为中药讲究道地药材，即使在中药汤剂中也有先煎后下之分。化学标准为什么不能把关中药的质量问题？因为目前的方法还不能检测出中药饮片的全部有效成分，至于中药材的产地问题更是个谜，五千年的中华文化靠 200 年的现代科学是很难研究透的，方法不恰当自然就不可能有令人信服的结果。

三、医学研究的方向有待调整

现代医学的发展已经将医学分得很细，但并没有很好地解决现有的困难，反倒将人类分割为分子、细胞、器官来看待，而忽视了人体作为一个整体的观念。医学发展的新时代需要使用整合医学的方法论，将众多医学发展知识整合起来，整体看待疾病是人体的一种状态，真正以人为本的来治疗疾病。整合医学是把数据证据还原为事实，把共识认识提升为经验，把艺术技术凝练为医术，是一种方法学和认识论，从而形成一种新的医学知识体系，更好地治病救人。所以传统的临床布局开始重新划分，医院中不是既往的内外妇儿科，而是出现了以部位疾病组合的诊疗中心，如胸部疾病中心、腹部疾病中心、脑部疾病中心等。

科学家讲究证据，医生讲究经验。因为经验是由不同的证据组成的。科学强调因果，医生强调相关，相关关系比因果关系复杂得多，永久的、恒定的因果关系必然会导致患者的死亡。当前医生面对海量数据导致相关关系混淆不清，难分因果；混杂变量，多重间接因果导致难说因果，自身认识水平有限，导致难辨因果。医生一定要有高智商。科学不准抄袭，而医学主要靠模仿。科学得到结果，得出结论为创新。医学要得到结果，得出结论，还要看疾病转归。要当好一名医生，不仅要懂西医和中医，还要懂得一些文学、社会学、心理学的知识才能真正做个好医生。医学包含科学，但却有着比科学多得多的东西。例如，希波克拉底曾经说过，医生治疗疾病三大法宝：语言、药品、手术刀。语言是排在第一的。同样是肿瘤，有三种方式表达：①你得了癌，要手术；②你得了癌，要化疗；③你得的是慢性疾病，需要慢慢治疗，姑息治疗。大家觉得哪种更好呢？所以，医生要学会说患者能听得进的话，又不能说假话。光有好的态度，只会陪着患者哭的医生是演员，肯定不是好医生；但是光有高超的医术，不屑于和患者交流的医生也不是好医生，器质性疾病治好了，患者心病又出现了。

四、大众媒体的热点问题不能成为医改的风向标

医改关乎千家万户，与每个人的切身利益相关，因此大众媒体热炒医疗问题不足为怪。媒体记者不是学医的，说些外行话甚至错话倒也情有可原。但是我们医生头脑要清醒，执业要规范，不可受任何情感因素左右。我们是医务人员，不能要求我们周围的人包括媒体记者都懂医，因为各自的职业诉求不同，医生是"救死扶伤，实行革命的人道主义"的职业群体！

近年医改力度较往年有所加大，但效果仍不令人满意。医改改到现在好像并没有真正解决问题，导致"政府不满意、医生不满意、患者不满意"的真正原因是什么？"看病难，看病贵"是事实，但这要细细分析原因，不可一概而论。我国现有医疗保障有新农合、居民医疗保险、职工医疗保险、公费医疗和干部保健等，对于大多数多发病常见病患者看病不但不难而且不贵，前提是可以到社区医院去看，政策规定报销比例很高。可是，如果看个小感冒也一定要到城市三级医院去挤，那么就很难了，因为既要忍受舟车之劳，还要到医院排队，可能还挂不上号，报销比例还低，治疗措施其实和社区医院一样，仅仅是满足了患者的所谓公平心理。患者治好病是目的，不要把治病过程当成待遇。

新医改核心，不是省钱，2009～2014年，全国财政支出医疗卫生经费达到4万亿，其中中央财政达到1万多亿，医疗保险基金支出成倍增长，但人们的获得感确实不够，甚至形成了日益固化的老大难问题。新医改应形成医药、医

疗和医保三医联动的综合改革，不是卫生部门搞个医院的试点，劳动部门搞医疗保险的试点，医药部门搞医药的试点，各搞各的，找不到交叉点，有时甚至相互矛盾的。所谓看病难看病贵，社会都把诟病推向医院，其实这里还有个医疗保险支付的问题。

药品价格改革应该充分考虑药品的研发成本、生产成本及合理的流通成本，药品的价格过高肯定不合理，但并不是越低越好，关键是要合理。单纯提出要挤干药品价格的水分是不妥当的，提出在药品采购中进行零差价试点将是违背客观规律。提出的企业直销、取消医药流通环节也是不符合市场经济发展规律的。药品价格改革必须与医药的其他改革相衔接。单纯以降低药品价格作为解决看病贵、看病难问题，恐怕难以把医改引向成功。

医改中要充分调动医务人员的积极性。要综合考虑医生的晋升渠道、考核标准、薪酬制度。医生的劳动应得到社会尊重，应是有保障的、比较体面生活的职业。

现在有卫生主管部门要求实行医院单病种收费，对单病种付费方式的改革，这不是对医院的考验，而是对政府管理水平的考验。还有一种医疗保险付费方式，叫做"总额包干"，这个可能更要认真考量。给一个医院定一个总费用，规定一个医院治疗一定数量患者。这可能会导致重患者没人看了，因为总额包干，重病患者费用高，就会把重病的患者推出去。

政府的医疗保险应该以改进医疗服务、提高医疗水平、提高人民生活质量来考量，不能单从经费方面考虑。医生的职业要求在临床工作中，不以患者贫富而区别对待。把基本医疗作为公共产品向全社会提供的目标，这是实现人民政府的医改梦，也就是实现了全民的一种医改梦。如果把医院医疗服务当成一种企业、一种商品来看待，就会加深医疗部门的趋利行为且使看病越来越贵。是值得各方面注意的。

附　　录

关于印发医疗机构从业人员行为规范的通知

各省、自治区、直辖市卫生厅（局）、食品药品监管局、中医药管理局，新疆生产建设兵团卫生局，卫生部、国家中医药管理局属（管）各医疗机构：

为进一步规范医疗机构从业人员行为，卫生部、国家食品药品监督管理局和国家中医药管理局组织制定了《医疗机构从业人员行为规范》。现印发给你们，请严格遵照执行。执行过程中的意见和建议，请及时反馈。

二〇一二年六月二十六日

医疗机构从业人员行为规范

第一章　总　　则

第一条　为规范医疗机构从业人员行为，根据医疗卫生有关法律法规、规章制度，结合医疗机构实际，制定本规范。

第二条　本规范适用于各级各类医疗机构内所有从业人员，包括：

（一）管理人员。指在医疗机构及其内设各部门、科室从事计划、组织、协调、控制、决策等管理工作的人员。

（二）医师。指依法取得执业医师、执业助理医师资格，经注册在医疗机构从事医疗、预防、保健等工作的人员。

（三）护士。指经执业注册取得护士执业证书，依法在医疗机构从事护理工作的人员。

（四）药学技术人员。指依法经过资格认定，在医疗机构从事药学工作的药师及技术人员。

（五）医技人员。指医疗机构内除医师、护士、药学技术人员之外从事其他技术服务的卫生专业技术人员。

（六）其他人员。指除以上五类人员外，在医疗机构从业的其他人员，主要包括物资、总务、设备、科研、教学、信息、统计、财务、基本建设、后勤等部门工作人员。

第三条　医疗机构从业人员，既要遵守本文件所列基本行为规范，又要遵守与职业相对应的分类行为规范。

第二章 医疗机构从业人员基本行为规范

第四条 以人为本，践行宗旨。坚持救死扶伤、防病治病的宗旨，发扬大医精诚理念和人道主义精神，以病人为中心，全心全意为人民健康服务。

第五条 遵纪守法，依法执业。自觉遵守国家法律法规，遵守医疗卫生行业规章和纪律，严格执行所在医疗机构各项制度规定。

第六条 尊重患者，关爱生命。遵守医学伦理道德，尊重患者的知情同意权和隐私权，为患者保守医疗秘密和健康隐私，维护患者合法权益；尊重患者被救治的权利，不因种族、宗教、地域、贫富、地位、残疾、疾病等歧视患者。

第七条 优质服务，医患和谐。言语文明，举止端庄，认真践行医疗服务承诺，加强与患者的交流与沟通，积极带头控烟，自觉维护行业形象。

第八条 廉洁自律，恪守医德。弘扬高尚医德，严格自律，不索取和非法收受患者财物，不利用执业之便谋取不正当利益；不收受医疗器械、药品、试剂等生产、经营企业或人员以各种名义、形式给予的回扣、提成，不参加其安排、组织或支付费用的营业性娱乐活动；不骗取、套取基本医疗保障资金或为他人骗取、套取提供便利；不违规参与医疗广告宣传和药品医疗器械促销，不倒卖号源。

第九条 严谨求实，精益求精。热爱学习，钻研业务，努力提高专业素养，诚实守信，抵制学术不端行为。

第十条 爱岗敬业，团结协作。忠诚职业，尽职尽责，正确处理同行同事间关系，互相尊重，互相配合，和谐共事。

第十一条 乐于奉献，热心公益。积极参加上级安排的指令性医疗任务和社会公益性的扶贫、义诊、助残、支农、援外等活动，主动开展公众健康教育。

第三章 管理人员行为规范

第十二条 牢固树立科学的发展观和正确的业绩观，加强制度建设和文化建设，与时俱进，创新进取，努力提升医疗质量、保障医疗安全、提高服务水平。

第十三条 认真履行管理职责，努力提高管理能力，依法承担管理责任，不断改进工作作风，切实服务临床一线。

第十四条 坚持依法、科学、民主决策，正确行使权力，遵守决策程序，充分发挥职工代表大会作用，推进院务公开，自觉接受监督，尊重员工民主权利。

第十五条 遵循公平、公正、公开原则，严格人事招录、评审、聘任制度，不在人事工作中谋取不正当利益。

第十六条 严格落实医疗机构各项内控制度，加强财物管理，合理调配资源，遵守国家采购政策，不违反规定干预和插手药品、医疗器械采购和基本建设等工作。

第十七条　加强医疗、护理质量管理，建立健全医疗风险管理机制。

第十八条　尊重人才，鼓励公平竞争和学术创新，建立完善科学的人员考核、激励、惩戒制度，不从事或包庇学术造假等违规违纪行为。

第十九条　恪尽职守，勤勉高效，严格自律，发挥表率作用。

第四章　医师行为规范

第二十条　遵循医学科学规律，不断更新医学理念和知识，保证医疗技术应用的科学性、合理性。

第二十一条　规范行医，严格遵循临床诊疗和技术规范，使用适宜诊疗技术和药物，因病施治，合理医疗，不隐瞒、误导或夸大病情，不过度医疗。

第二十二条　学习掌握人文医学知识，提高人文素质，对患者实行人文关怀，真诚、耐心与患者沟通。

第二十三条　认真执行医疗文书书写与管理制度，规范书写、妥善保存病历材料，不隐匿、伪造或违规涂改、销毁医学文书及有关资料，不违规签署医学证明文件。

第二十四条　依法履行医疗质量安全事件、传染病疫情、药品不良反应、食源性疾病和涉嫌伤害事件或非正常死亡等法定报告职责。

第二十五条　认真履行医师职责，积极救治，尽职尽责为患者服务，增强责任安全意识，努力防范和控制医疗责任差错事件。

第二十六条　严格遵守医疗技术临床应用管理规范和单位内部规定的医师执业等级权限，不违规临床应用新的医疗技术。

第二十七条　严格遵守药物和医疗技术临床试验有关规定，进行实验性临床医疗，应充分保障患者本人或其家属的知情同意权。

第五章　护士行为规范

第二十八条　不断更新知识，提高专业技术能力和综合素质，尊重关心爱护患者，保护患者的隐私，注重沟通，体现人文关怀，维护患者的健康权益。

第二十九条　严格落实各项规章制度，正确执行临床护理实践和护理技术规范，全面履行医学照顾、病情观察、协助诊疗、心理支持、健康教育和康复指导等护理职责，为患者提供安全优质的护理服务。

第三十条　工作严谨、慎独，对执业行为负责。发现患者病情危急，应立即通知医师；在紧急情况下为抢救垂危患者生命，应及时实施必要的紧急救护。

第三十一条　严格执行医嘱，发现医嘱违反法律、法规、规章或者临床诊疗技术规范，应及时与医师沟通或按规定报告。

第三十二条　按照要求及时准确、完整规范书写病历，认真管理，不伪造、隐匿或违规涂改、销毁病历。

第六章　药学技术人员行为规范

第三十三条　严格执行药品管理法律法规，科学指导合理用药，保障用药安全、有效。

第三十四条　认真履行处方调剂职责，坚持查对制度，按照操作规程调剂处方药品，不对处方所列药品擅自更改或代用。

第三十五条　严格履行处方合法性和用药适宜性审核职责。对用药不适宜的处方，及时告知处方医师确认或者重新开具；对严重不合理用药或者用药错误的，拒绝调剂。

第三十六条　协同医师做好药物使用遴选和患者用药适应证、使用禁忌、不良反应、注意事项和使用方法的解释说明，详尽解答用药疑问。

第三十七条　严格执行药品采购、验收、保管、供应等各项制度规定，不私自销售、使用非正常途径采购的药品，不违规为商业目的统方。

第三十八条　加强药品不良反应监测，自觉执行药品不良反应报告制度。

第七章　医技人员行为规范

第三十九条　认真履行职责，积极配合临床诊疗，实施人文关怀，尊重患者，保护患者隐私。

第四十条　爱护仪器设备，遵守各类操作规范，发现患者的检查项目不符合医学常规的，应及时与医师沟通。

第四十一条　正确运用医学术语，及时、准确出具检查、检验报告，提高准确率，不谎报数据，不伪造报告。发现检查检验结果达到危急值时，应及时提示医师注意。

第四十二条　指导和帮助患者配合检查，耐心帮助患者查询结果，对接触传染性物质或放射性物质的相关人员，进行告知并给予必要的防护。

第四十三条　合理采集、使用、保护、处置标本，不违规买卖标本，谋取不正当利益。

第八章　其他人员行为规范

第四十四条　热爱本职工作，认真履行岗位职责，增强为临床服务的意识，保障医疗机构正常运营。

第四十五条　刻苦学习，钻研技术，熟练掌握本职业务技能，认真执行各项具体工作制度和技术操作常规。

第四十六条　严格执行财务、物资、采购等管理制度，认真做好设备和物资的计划、采购、保管、报废等工作，廉洁奉公，不谋私利。

第四十七条　严格执行临床教学、科研有关管理规定，保证患者医疗安全和合法权益，指导实习及进修人员严格遵守服务范围，不越权越级行医。

第四十八条　严格执行医疗废物处理规定，不随意丢弃、倾倒、堆放、使用、买卖医疗废物。

第四十九条　严格执行信息安全和医疗数据保密制度，加强医院信息系统药品、高值耗材统计功能管理，不随意泄露、买卖医学信息。

第五十条　勤俭节约，爱护公物，落实安全生产管理措施，保持医疗机构环境卫生，为患者提供安全整洁、舒适便捷、秩序良好的就医环境。

第九章　实施与监督

第五十一条　医疗机构行政领导班子负责本规范的贯彻实施。主要责任人要以身作则，模范遵守本规范，同时抓好本单位的贯彻实施。

第五十二条　医疗机构相关职能部门协助行政领导班子抓好本规范的落实，纪检监察纠风部门负责对实施情况进行监督检查。

第五十三条　各级卫生行政部门要加强对辖区内各级各类医疗机构及其从业人员贯彻执行本规范的监督检查。

第五十四条　医疗卫生有关行业组织应结合自身职责，配合卫生行政部门做好本规范的贯彻实施，加强行业自律性管理。

第五十五条　医疗机构及其从业人员实施和执行本规范的情况，应列入医疗机构校验管理和医务人员年度考核、医德考评和医师定期考核的重要内容，作为医疗机构等级评审、医务人员职称晋升、评先评优的重要依据。

第五十六条　医疗机构从业人员违反本规范的，由所在单位视情节轻重，给予批评教育、通报批评、取消当年评优评职资格或低聘、缓聘、解职待聘、解聘。其中需要追究党纪、政纪责任的，由有关纪检监察部门按照党纪政纪案件的调查处理程序办理；需要给予行政处罚的，由有关卫生行政部门依法给予相应处罚；涉嫌犯罪的，移送司法机关依法处理。

第十章　附　　则

第五十七条　本规范适用于经注册在村级医疗卫生机构从业的乡村医生。

第五十八条　医疗机构内的实习人员、进修人员、签订劳动合同但尚未进行执业注册的人员和外包服务人员等，根据其在医疗机构内从事的工作性质和职业类别，参照相应人员分类执行本规范。

第五十九条　本规范由卫生部、国家中医药管理局、国家食品药品监督管理局负责解释。

第六十条　本规范自公布之日起施行。

后 记

初稿刚搁笔，便听到某市儿童医院一护士因给一幼儿头皮输液未能一针见血就被家长殴打致伤的事件，心中顿生悲愤之感。给小儿打针是护士的职务行为，打不进的原因多种多样，顶多就是一个技术不熟练的问题，而家长伤医则是违法犯罪行为。早在 2013 年 12 月 21 日，国家卫生和计划生育委员会、中央综治办、公安部、司法部等 11 个部门启动为期 1 年的专项行动，依法严惩侵害医患人身安全、扰乱正常医疗秩序违法犯罪活动，强化医疗机构安全防范系统建设，确保重点区域、重点部门视频监控覆盖率达到 100%。而最近，国家卫生和计划生育委员会、最高法、最高检、公安部等 9 部委决定自 2016 年下半年开始，在全国范围内开展为期 1 年的严厉打击涉医违法犯罪专项行动，这对维护医疗机构的正常秩序，保障医务人员的人身安全将起重要的作用。

医患沟通说到底就是知情同意的问题。和患者谈话的目的是医患间达成共同抗击疾病的意愿。所以谈话的人要有身份，只能是该治疗中的高年资医生；谈话有规定内容，应该让患者知道的疗效和可能出现的并发症必须交代清楚；谈话要注意艺术，讲究态度。这并不是只给患者讲好听的话，所谓态度好，也不是陪患者淌眼泪。技术不行，再赔笑脸患者也不会满意，该交代的问题没有讲到，出了问题就是侵犯患者知情权！所以，知情同意是法律赋予医生的责任，是职务行为。医患沟通是一个过程，需要医生丰富的知识和经历，患者关心的是如何治好自己的病，而不是有什么权利，需要什么特殊关怀。各个医生谈话的艺术可能不一样的，这没有统一格式，也不可以用谈话时间长短来衡量谈话质量，更不可能千篇一律，所以说医患沟通学更多的是靠临床实践。

本书的目的就是要告诉广大临床医生，医生是和人打交道的，要学会依法行医、善待患者，以行动而不是说教来处理好医患关系。鉴于作者水平及知识所限，书中有不妥之处，欢迎指正，接受争鸣。

作者

2016 年 7 月 22 日

于连云港市

南京医科大学康达学院